ケアが身につく！

実践力UP！の146ワード

ストーマ用語らくわかり事典

監修
地方独立行政法人大阪市民病院機構大阪市立十三市民病院 病院長／外科
西口幸雄

編集
地方独立行政法人大阪市民病院機構大阪市立十三市民病院 皮膚・排泄ケア認定看護師
奥田典代

はじめに

●●●●●●

「便が漏れていますので、装具交換お願いします」

　こういうナースコールがかかります。さて、あなたはできますか？

　あなたはまだ新人で、もうすぐ1年になるのにあまりストーマ患者が担当にならなかった。どうしよう、先輩のナースに指導を仰ぐにも、「どんな状況か」「どこがどう漏れているのか」「皮膚の状況はどうか」、その他多くの状況を説明しなければいけません。「医学用語も自信ないのでうまく説明できないし」「装具の名前も毎年変わるので覚えられないし」「今日の指導ナースはいつも私になると感情的に怒るし……」「ああ、憂鬱」

　こんなことはよくありますよね。

　あなたはナースになってまだ1～2年の新人なんです。経験していないことは山ほどあるんです。経験していないことは知らない、と言えばいいのです。できないのは当たり前です。九九を覚えていないのに掛け算はできないのです。自動車の運転を習っていないのに車の運転はできないのです。

　しかし、便漏れの激しい、皮膚にしわの多いような、難しい装具交換はしたことがなくても、ストーマの各部の名称やストーマの高さ、双孔式ストーマか単孔式ストーマか、二連銃かループか、装具は平面か凸面か、などの知識は経験がなくとも準備できます。知識があれば名称も言えます。反対に、知識がなければ先輩ナースにどこがどうなっているのか報告できません。そうすると、また怒られます。装具交換の技術は経験がものを言いますが、ストーマ関係の知識を得るのに、経験はいりません。自学です。

　本書は、そのようなあまり自信のない新人ナースのために書かれました。ストーマに関するちょっとした用語を解説しています。日常よく使っている、知っているようで知らない、ストーマ関連の用語を、意味はもちろん、ケアのポイントなど臨床に役立つ知識も紹介しています。第一線で活躍されている、医師、看護師に解説をお願いしました。図表なども多く、わかりやすく仕上がっています。

　折に触れ開いて読んでみてください。きっと役に立ちますよ。本書が少しでも皆さんに自信が出る手助けになるように祈念してやみません。

監修

地方独立行政法人大阪市民病院機構大阪市立十三市民病院 病院長／外科

西口幸雄

編集

地方独立行政法人大阪市民病院機構大阪市立十三市民病院 皮膚・排泄ケア認定看護師

奥田典代

2019 秋季増刊　消化器ナーシング

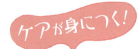

実践力UP！の146ワード
ストーマ用語らくわかり事典

監修 地方独立行政法人大阪市民病院機構大阪市立十三市民病院 病院長／外科　**西口幸雄**

編集 地方独立行政法人大阪市民病院機構大阪市立十三市民病院 皮膚・排泄ケア認定看護師　**奥田典代**

- はじめに ……………… 3
- 監修・編集・執筆者一覧 ……………… 8

ストーマの種類と部位

期間・目的による分類
- 001　永久的ストーマ ……………… 10
- 002　一時的ストーマ ……………… 11

部位・臓器による分類
- 003　結腸ストーマ／コロストミー ……………… 12
- 004　回腸ストーマ／イレオストミー ……………… 14
- 005　食道瘻 ……………… 15
- 006　胃瘻 ……………… 16
- 007　空腸瘻 ……………… 17
- 008　単孔式ストーマ ……………… 18
- 009　双孔式ストーマ ……………… 19
- 010　ループ（係蹄）式ストーマ ……………… 21
- 011　二連銃式ストーマ ……………… 22
- 012　分離式ストーマ ……………… 23

その他のストーマ
- 013　尿路ストーマ ……………… 24
- 014　回腸導管 ……………… 26
- 015　尿管皮膚瘻 ……………… 27
- 016　カバーリングストーマ ……………… 28
- 017　緩和ストーマ ……………… 29

ストーマサイズによる分類
- 018　ストーマ径 ……………… 30
- 019　ストーマ基部径 ……………… 31
- 020　ストーマの形状 ……………… 32
- 021　ストーマ浮腫 ……………… 33

ストーマと周囲皮膚の区別・アセスメント
- 022　ストーマ口 ……………… 34
- 023　ストーマ粘膜 ……………… 35
- 024　ストーマ粘膜皮膚接合部 ……………… 36
- 025　ストーマ近接部 ……………… 37
- 026　皮膚保護剤貼付部 ……………… 38
- 027　皮膚保護剤貼付外周部 ……………… 39
- 028　ABCD-Stoma® ケア ……………… 40
- 029　腹壁の状態（硬さ・形状・しわなど） ……………… 43

CONTENTS

030 体位別アセスメント（坐位・前屈位・仰臥位） ——— 46
031 ストーマサイトマーキング ——— 48
032 セルフケア ——— 50
033 ストーマリハビリテーション ——— 52

ストーマにまつわる疾患と手術

疾患

034 直腸がん ——— 54
035 結腸がん ——— 56
036 肛門がん ——— 58
037 直腸カルチノイド ——— 59
038 家族性大腸腺腫症 ——— 60
039 大腸憩室 ——— 61
040 潰瘍性大腸炎 ——— 62
041 クローン病 ——— 63
042 痔瘻・肛門周囲膿瘍 ——— 64
043 子宮がん ——— 65
044 膀胱がん ——— 66
045 前立腺がん ——— 68

046 出口症候群 ——— 69
047 短腸症候群 ——— 70
048 （排便・排尿・性）機能障害 ——— 71

手術

049 マイルズ手術 ——— 72
050 ハルトマン手術 ——— 73
051 低位前方切除術 ——— 74
052 ISR ——— 75
053 IRA・IAA・IACA ——— 76
054 骨盤内臓全摘術 ——— 77
055 ストーマ閉鎖術 ——— 78
056 回腸導管造設術 ——— 79
057 尿管皮膚瘻造設術 ——— 80

ストーマ装具の種類と部位

ストーマ袋の特徴

058 固定型袋 ——— 84
059 浮動型袋 ——— 85
060 嵌め込み式装具 ——— 86
061 ロック式装具 ——— 87
062 粘着式装具 ——— 89
063 入浴用装具 ——— 91

064 採便袋 ——— 92
065 採尿袋 ——— 94
066 閉鎖型装具 ——— 96
067 開放型装具 ——— 97
068 キャップ式装具 ——— 98
069 巻き上げ式装具 ——— 99
070 排出口閉鎖具一体型装具 ——— 101

| 071 | 脱臭フィルター | 102 |
| 072 | 逆流防止弁 | 103 |

面板の特徴

073	初孔	104
074	自由開孔	105
075	既製孔	106
076	自在孔	108

形状・構造システム

| 077 | 平面型装具 | 110 |
| 078 | 凸面型装具 | 112 |

| 079 | 単品系装具 | 114 |
| 080 | 二品系装具 | 116 |

材質

081	全面皮膚保護剤面板	118
082	外周テープ付き面板	119
083	テーパーエッジ型	120

面板とストーマ袋との接合

| 084 | 固定型フランジ | 121 |
| 085 | 浮動型フランジ | 122 |

ストーマアクセサリー・ケア用品

皮膚保護剤

086	固形皮膚保護剤	124
087	用手成形皮膚保護剤	126
088	練状皮膚保護剤	128
089	粉状皮膚保護剤	129

ほかのケア用品

090	粘着剥離剤	130
091	皮膚被膜剤	132
092	皮膚清拭剤	134
093	保湿剤	135

094	固定具（ストーマベルトなど）	136
095	ヘルニアベルト	137
096	吸水剤	138
097	消臭剤	139
098	腹帯・パウチカバー	141
099	ノギス	142
100	マーキングディスク	144
101	洗腸	145
102	洗腸用具	147

ストーマ合併症

ストーマ早期合併症

| 103 | ストーマ早期合併症 | 150 |
| 104 | ストーマ粘膜皮膚離開 | 151 |

105	ストーマ陥没・陥凹	153
106	ストーマ周囲皮膚障害	155
107	ストーマ部感染・ストーマ周囲膿瘍	156

CONTENTS

108 ストーマ壊死・血流障害 —— 158
109 ストーマ瘻孔 —— 160
110 ストーマ閉塞 —— 161
111 ストーマ出血 —— 162
112 ストーマ外傷 —— 164

ストーマ晩期合併症

113 ストーマ晩期合併症 —— 166
114 ストーマ脱出 —— 167
115 傍ストーマヘルニア —— 169
116 ストーマ静脈瘤 —— 171
117 ストーマ狭窄 —— 173
118 偽上皮腫性肥厚 —— 175
119 ストーマ粘膜皮膚移植 —— 177

120 ストーマ粘膜侵入 —— 179
121 ストーマ周囲肉芽腫 —— 181
122 ストーマ腫瘤 —— 183
123 ストーマがん転移 —— 184
124 ストーマ粘膜過形成 —— 186

その他：ストーマの高さ・大きさによる分類

125 隆起型ストーマ —— 188
126 平坦型ストーマ —— 189
127 陥凹型ストーマ —— 191
128 大／小ストーマ —— 192

その他

129 フードブロッケージ —— 194

ストーマケア・アセスメント用語

（広義の）ケア用語

130 インフォームドコンセント —— 196
131 ボディイメージ —— 197
132 排泄物の性状
（ブリストル便性状スケール） —— 198

装具のアセスメント・交換

133 便漏れ・潜り込み —— 200
134 面板の溶解・膨潤 —— 201
135 面板のカット —— 203
136 面板最大有効径 —— 205
137 タック —— 206

138 粘着（力） —— 207
139 緩衝作用 —— 208
140 追従性 —— 210
141 剝離刺激 —— 212

社会復帰支援

142 身体障害者福祉法 —— 214
143 身体障害者手帳 —— 215
144 装具給付券 —— 217
145 ストーマ患者会 —— 218
146 オストメイト対応トイレ —— 219

●タイトル索引 ……………………… 220

表紙・本文デザイン　安楽麻衣子
本文イラスト　姫田直希　八代映子

監修・編集・執筆者一覧

監 修 地方独立行政法人大阪市民病院機構大阪市立十三市民病院 病院長／外科 **西口幸雄**

編集・執筆 地方独立行政法人大阪市民病院機構大阪市立十三市民病院 皮膚・排泄ケア認定看護師 **奥田典代**

執筆者 五十音順

井 上 透 大阪市立十三市民病院 外科

岩 下 明 美 山陰労災病院 皮膚・排泄ケア認定看護師

岩 邑 遥 大阪市立十三市民病院 看護師

内 野 基 兵庫医科大学 炎症性腸疾患学講座 外科部門

内 間 恭 武 府中病院 外科センター

江 口 真 平 大阪市立大学医学部附属病院 肝胆膵外科

岡 崎 由 季 大阪市立大学医学部附属病院 消化器外科

貝 崎 亮 二 大阪市立十三市民病院 外科

加 藤 裕 子 市立岸和田市民病院 皮膚・排泄ケア認定看護師

鎌 田 直 子 兵庫県立こども病院 皮膚・排泄ケア認定看護師

上 川 禎 則 大阪市立総合医療センター 泌尿器科

久 保 健太郎 大阪市立総合医療センター 看護師

古 賀 亜由美 医療法人警和会 第二大阪警察病院 皮膚・排泄ケア認定看護師

榊 裕 美 大阪市立総合医療センター 皮膚・排泄ケア認定看護師

阪 口 裕 子 大阪警察病院 皮膚・排泄ケア認定看護師

佐 藤 恵美子 北野病院 皮膚・排泄ケア認定看護師

佐 藤 美 香 市立岸和田市民病院 皮膚・排泄ケア認定看護師

柴 崎 真 澄 サンセイ医機株式会社 皮膚・排泄ケア認定看護師

渋 谷 雅 常 大阪市立大学医学部附属病院 消化器外科

日 月 亜紀子 大阪市立総合医療センター 消化器外科

谷 口 愛 子 大阪みなと中央病院 皮膚・排泄ケア認定看護師

玉 城 絵 美 大阪みなと中央病院 皮膚・排泄ケア認定看護師

東 野 優 大阪市立十三市民病院 看護師

中川ひろみ 宝塚大学 皮膚・排泄ケア認定看護師

中 瀬 睦 子 高砂市民病院 皮膚・排泄ケア認定看護師

永 原 央 大阪市立大学医学部附属病院 消化器外科

南 部 真里恵 堺市立総合医療センター 皮膚・排泄ケア認定看護師

西 居 孝 文 大阪市立総合医療センター 消化器外科

西 浦 一 江 日本赤十字社和歌山医療センター 皮膚・排泄ケア認定看護師

西 野 幸 子 大阪国際がんセンター 皮膚・排泄ケア認定看護師

登 千穂子 大阪市立十三市民病院 外科

羽 阪 友 宏 大阪市立総合医療センター 泌尿器科

林 純 代 大阪市立大学医学部附属病院 皮膚・排泄ケア認定看護師

藤 崎 栄 子 大和郡山病院 皮膚・排泄ケア認定看護師

藤 原 裕 子 大阪市立総合医療センター 皮膚・排泄ケア認定看護師

松 浦 信 子 がん研究会有明病院 WOCナース

松 尾 知 子 六甲アイランド甲南病院 皮膚・排泄ケア認定看護師

松 村 重 光 大阪市立総合医療センター 皮膚・排泄ケア認定看護師

宮 崎 菜採美 大阪市立総合医療センター 皮膚・排泄ケア認定看護師

森 知佐子 明和病院 皮膚・排泄ケア認定看護師

森 本 伸一郎 堺市立総合医療センター 皮膚・排泄ケア認定看護師

森 康 恵 住友病院 皮膚・排泄ケア認定看護師

山 城 太 一 大阪市立十三市民病院 看護師

山 田 桂 子 和歌山労災病院 皮膚・排泄ケア認定看護師

山 田 陽 子 産業医科大学病院 皮膚・排泄ケア認定看護師

山 名 映己子 ベルランド総合病院 皮膚・排泄ケア認定看護師

山 本 絵美子 堺市立総合医療センター 皮膚・排泄ケア認定看護師

山 本 史 絵 清恵会病院 皮膚・排泄ケア認定看護師

米田みどり セコム医療システム株式会社 皮膚・排泄ケア認定看護師

李 友 浩 大阪市立十三市民病院 外科

※執筆担当は、本文ページ内の用語ごとに記載しております。

ストーマの種類と部位

ストーマの種類と部位 期間・目的による分類

001 永久的ストーマ （井上透）

■ **永久的ストーマとは**

永久的に使用するように造られたストーマである[1]。消化器外科領域の造設理由としては、肛門機能を温存できない場合や、一時的ストーマ造設後、閉鎖手術ができない場合がある[2]（表1）。

DATA

患者さんへの言い換え
→ 永久的に使用するためのストーマ

表1 永久的ストーマ造設理由の例

①	肛門括約筋を切除することになる直腸切断術におけるストーマ
②	肛門からすぐの吻合となった低位前方切除術や肛門と腸管を吻合する手術（括約筋間直腸切除術〔ISR〕や腸嚢肛門吻合術など）において一時的なストーマを造設したものの、全身状態の悪化や吻合部の狭窄などによって一時的ストーマの閉鎖が不可能となった場合
③	加齢による変化や放射線治療後、複雑痔瘻による肛門の変形などの理由で肛門括約筋の機能が失われている場合[3]

"イレギュラー対応力UP"のぽいんと！　●身体障害者手帳の申請

直腸機能障害の身体障害者申請をする場合、永久的ストーマであることが必要です。しかし、一時的ストーマとして造設されたストーマであっても、何らかの理由で閉鎖できずに永久的ストーマとなった場合は、患者さんの理解を得て、速やかに身体障害者申請をすることが重要です。

文献

1) ストーマ・排泄リハビリテーション学用語集. 第3版. 日本ストーマ・排泄リハビリテーション学会編. 東京, 金原出版, 2015, 5.
2) 塚田邦夫. "ストーマの告知". 新版 ストーマ手術アトラス. 塚田邦夫ほか編. 東京, へるす出版, 2012, 4-6.
3) 鷲澤尚宏. "ストーマ造設を必要とする疾患と病態". ストーマリハビリテーション 基礎と実際. 第3版. ストーマリハビリテーション講習会実行委員会編. 東京, 金原出版, 2016, 54-63.

002 一時的ストーマ

(井上透)

■一時的ストーマとは

一時的ストーマとは、後に閉鎖（腸管を吻合）し、腹腔内へ還納することを予定して造られたストーマである[1]。

腫瘍による腸管閉塞時の閉塞部腫瘍切除や腸管穿孔時の穿孔部切除の際など、腸管の浮腫が強く縫合不全の危険性が高いため腸管が吻合できない場合に造設する場合と、直腸切除術の吻合部が肛門に近く吻合部の縫合不全予防のために造設されるもの、肛門周囲の感染（複雑痔瘻や会陰部の外傷など）の悪化を防ぐため肛門に便を流さないように手術を行う場合などがある[2]。

DATA

関連した用語

➡ **予防的人工肛門**

術後の縫合不全による腹膜炎の重篤化を予防するためのストーマ（おもにループ式に造設される）。回腸末端近くを用いる場合と横行結腸を用いる場合があり、それぞれ長所・短所がある。

➡ **ハルトマン手術** 050

閉塞をきたすような直腸がんやS状結腸がん、もしくは直腸結腸穿孔による腹膜炎の手術において、吻合による縫合不全リスクが高いため、病変部を切除した後に吻合をせずに単孔式ストーマを造設する手術。待機手術のこともあるが緊急手術のことが多く、ストーマは一時的ストーマとしていったんは造設されるが、術後経過しだいで閉鎖されないことも30％以上ある。

患者さんへの言い換え

➡ **後に閉鎖する予定で一時的に造るストーマ**

"レギュラー対応力UP"のぽいんと！ ●ストーマ閉鎖の時期

ストーマ閉鎖術の時期ですが、一般には術後3カ月から半年ぐらいに行われることが多いです。その理由としては、術後の全身状態の回復や、術後再発予防の抗がん剤治療が終わってからなどが挙げられます。高齢者の小腸を用いたストーマの場合、排液が多量で脱水になり腎臓の機能悪化を招くことがあり、その場合は早期に閉鎖を行うこととなります。

文献

1）ストーマ・排泄リハビリテーション学用語集. 第3版. 日本ストーマ・排泄リハビリテーション学会編. 東京, 金原出版, 2015, 3.
2）鷲澤尚宏. "ストーマ造設を必要とする疾患と病態". ストーマリハビリテーション 基礎と実際. 第3版. ストーマリハビリテーション講習会実行委員会編. 東京, 金原出版, 2016, 54-63.

ストーマの種類と部位　部位・臓器による分類

003　結腸ストーマ／コロストミー　（貝崎亮二）

■結腸ストーマとは

　結腸（横行結腸、下行結腸、S状結腸、盲腸、上行結腸）に造設した外瘻／人工肛門のこと。消化管ストーマは腹壁に造られた便の排泄口であり、「結腸ストーマ」と「回腸ストーマ」に分類される。

　さらに「結腸ストーマ」は造設される部位によって「盲腸・上行結腸ストーマ」「横行結腸ストーマ」「下行結腸ストーマ」「S状結腸ストーマ」に分類される（図1[1]、表1[2]）。「盲腸・上行結腸ストーマ」は右下腹部に、「横行結腸ストーマ」は左右上腹部に、「下行結腸ストーマ」「S状結腸ストーマ」は左腹部に造設される（図2、3）。後腹膜に固定されていない横行結腸やS状結腸で造設されることが多い。

　「結腸ストーマ」は通常、直腸がんの手術や大腸がんによる閉塞に対する手術で造設される。

DATA

間違えやすい用語
→ 永久的ストーマ　001

患者さんへの言い換え
→ 大腸を用いて造られた腹壁の便の排泄口

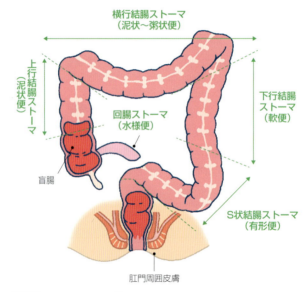

図1　ストーマ造設部位[1]

表1　ストーマの種類と造設するおもな位置[2] より引用・改変

種　類	造設する位置
盲腸ストーマ	右下腹部
上行結腸ストーマ	右下腹部
横行結腸ストーマ	右または左上腹部、または臍上
下行結腸ストーマ	左下腹部
S状結腸ストーマ	左下腹部

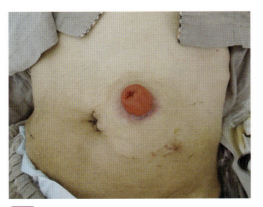

図2 S状結腸ストーマ
腹腔鏡下腹会陰式直腸切断術後に造設したもの。

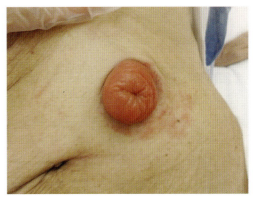

図3 横行結腸ループ（係蹄）式ストーマ 010
直腸癌、転移性肝腫瘍の術後に造設したもの。

ストーマの種類と部位

"クオリティUP"のぽいんと！　●排泄物の性状の把握

同じ結腸ストーマといっても、造設する部位によって排泄物の量や性状が大きく違うことを知っておきましょう。通常、上行結腸からS状結腸に向かうにつれて、泥状便〜軟便〜有形便と性状が変化し、量も減少していきます。違いを把握することで、ストーマ袋の面板の選択や交換の頻度の理解につながります。

文献

1） 中川ひろみ. ストーマの基礎知識. 消化器外科ナーシング. 22(2), 2017, 4-10.
2） 末月智子ほか. "ストーマについて知っておこう！". ストーマ術後ケアまるっとわかるQ&A 95. 大阪, メディカ出版, 2013, 10-4.
3） 作間久美. "ストーマの種類と位置". ストーマリハビリテーション 基礎と実際. 第3版. ストーマリハビリテーション講習会実行委員会編. 東京, 金原出版, 2016, 135.
4） 中越享. "消化器ストーマの種類". ストーマリハビリテーション 実践と理論. ストーマリハビリテーション講習会実行委員会編. 東京, 金原出版, 2013, 42-5.

MEMO

004 回腸ストーマ／イレオストミー （貝崎亮二）

■回腸ストーマ／イレオストミーとは

回腸に造設した外瘻／人工肛門のこと[1]。消化管ストーマは腹壁に造られた便の排泄口であり、「結腸ストーマ」と「回腸ストーマ」に分類される。小腸ストーマの大部分は回腸末端で造設されるため、おなかの右側に造られる。回腸は腹腔内に遊離されているので、ストーマの造設は比較的容易である。

回腸から排泄される便は水様で頻回であるため、十分な高さのある管理しやすいストーマ造設が必要となる。直腸がんの術後の縫合不全を予防するといわれる一時的ストーマ（カバーリングストーマ／図1）や、実際縫合不全が起こった際に大腸への便の流れをなくすために造設されることが多い。なかには大腸全摘後の永久的ストーマとして造設されることもある（図2）。

DATA

間違えやすい用語
➡ 一時的ストーマ　002

患者さんへの言い換え
➡ 小腸を用いて作られた腹壁の便の排泄口

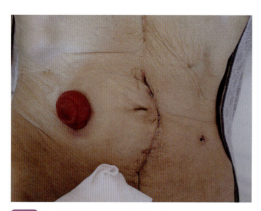

図1 ループ（係蹄）式回腸ストーマ
低位前方切除術術後の一時的ストーマ（カバーリングストーマ）として造設された。

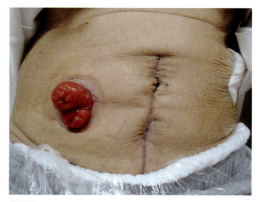

図2 ループ（係蹄）式回腸ストーマ
直腸がん、縫合不全術後に造設された。

"イレギュラー対応力UP"のぽいんと！　●腎不全に注意

回腸ストーマでは、ほとんどの場合、便の性状は水様です。止痢薬を投薬されていることが多いですが、それでも水様便が続いていると、ストーマ袋の管理が困難であるだけでなく、脱水から腎不全に陥ることがしばしばです。理学所見・血液検査データから脱水や腎不全の徴候が見られたら、止痢薬の増量や補液を提案しましょう。

文献

1) 末平智子ほか．"ストーマについて知っておこう！"．ストーマ術後ケアまるっとわかるQ＆A 95．大阪，メディカ出版，2013，10-4．
2) 作間久美．"ストーマの種類と位置"．ストーマリハビリテーション基礎と実際．第3版．ストーマリハビリテーション講習会実行委員会編．東京，金原出版，2016，135．
3) 中越享．"消化器ストーマの種類"．ストーマリハビリテーション実践と理論．ストーマリハビリテーション講習会実行委員会編．東京，金原出版，2013，42-5．
4) 中川ひろみ．ストーマの基礎知識．消化器外科ナーシング．22(2)，2017，4-10．

005 食道瘻 (李友浩)

■食道瘻とは

食道瘻とは、頸部食道が直接またはチューブを介して皮膚と交通している状態である（図1）。

おもに、①栄養ルート（栄養瘻）としての役割と、②消化管閉塞の減圧ルートとしての役割がある。

①としては、経口摂取が困難な患者で、胃切除術後（胃全摘術など）のため胃瘻（後述）を造設できない患者に用いられる。近年は局所麻酔下で造設する経皮経食道胃管挿入術（Percutaneous Trans-esophageal Gastro-tubing：PTEG）とよばれる、チューブによる外瘻が多くみられる[1]。

②としては、手術で解除できない消化管閉塞（播種性イレウスなど）に対して、症状緩和（嘔気、嘔吐の改善）の目的で用いることもある。

DATA

間違えやすい用語
➡ 空腸瘻 007

患者さんへの言い換え
➡ 首の栄養チューブ
➡ 食道の栄養チューブ

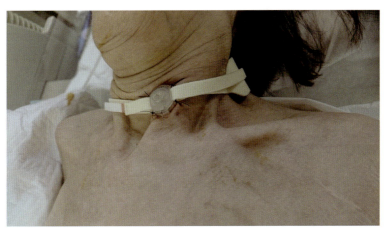

図1 頸部に留置されたPTEG

"イレギュラー対応力UP"のぽいんと！ ●術後、早期の異変に注意

閉塞などはあまりありませんが、チューブの閉塞・逸脱は、術後早期（1〜2週間）ではとくに注意が必要です。瘻孔が完成するまでのこれらの合併症は、重篤な状況につながるおそれがあるので、気がついたときにはすぐに医師や先輩看護師に相談しましょう。

文献
1）鈴木裕ほか．栄養ルート造設の進歩．臨床外科．73(2)，2018，150-8．

006 胃瘻 （李友浩）

■胃瘻とは

胃瘻とは、胃が直接またはチューブを介して皮膚と交通している状態である（図1）。食道瘻と同様に、①栄養ルート（栄養瘻）としての役割と、②消化管の減圧ルートとしての役割がある[1]。

①の役割としては、経口摂取が困難な患者に用い、栄養瘻造設臓器の第一選択である。食べてもむせ込んで肺炎などを起こしてしまう患者にも適応がある。鼻からのチューブ（経鼻胃管）での栄養剤注入と比較すると、患者の苦痛が少なく、経口摂取のためのリハビリテーションなどが行いやすい。経皮内視鏡的胃瘻造設（Percutaneous Endoscopic Gastrostomy：PEG）とよばれる、内視鏡を用いて造設したチューブ外瘻が多い。

②としては、食道瘻同様に手術で解決できない消化管閉鎖の症状緩和目的で用いることもある。

DATA

間違えやすい用語
➡ 食道瘻 005 、 ➡ 空腸瘻 007

患者さんへの言い換え
➡ 胃の栄養チューブ

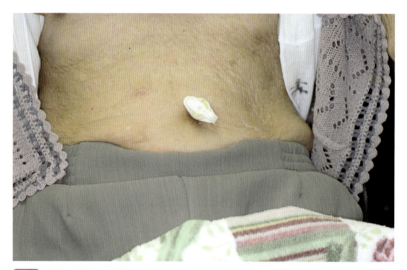

図1 腹部に留置されたPEG

"きくばり力UP" のぽいんと！ ●患者さんの不安を解消する説明を

おなかに管が入っていることで、風呂の水が胃に入るのではないかと心配し、風呂に入らなかった患者さんが過去におられました。瘻孔周囲炎などがなければ入浴も問題がないこと、入浴をして胃瘻周囲を清潔に保つことが大切であり、心配のないことをきちんと説明してあげましょう。

文献
1) 鈴木裕ほか．栄養ルート造設の進歩．臨床外科．73(2), 2018, 150-8.

007 空腸瘻

(李友浩)

■空腸瘻とは

空腸瘻とは、小腸の前半部分（空腸）が直接またはチューブを介して皮膚と交通している状態である（図1）。食道瘻や胃瘻と同様に、①栄養ルートとしての役割と、②消化管の減圧ルートとしての役割がある。

①としては、食道がん術後の経口摂取が困難な時期に用いることが多い。回腸瘻は排泄目的であることが多いが、空腸瘻は栄養ルートであることが多い。

また②としては、胃がん術後の播種性イレウスの症状緩和のための減圧ルートとして用いられることがある。

開腹手術で造設されることが多いが、近年は直接経皮内視鏡的空腸瘻造設術（direct percutaneous endoscopic jejunostomy：DPEJ）などを、内視鏡や腹腔鏡下に行うこともある[1]。

DATA

間違えやすい用語

➡ 回腸瘻
回腸瘻は、排泄目的のストーマです。

患者さんへの言い換え

➡ 腸瘻もしくは小腸の栄養チューブ

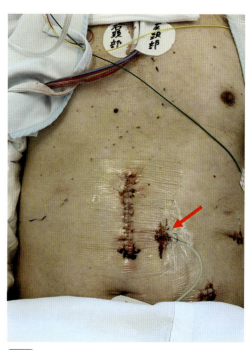

図1 空腸瘻

"クオリティUP"のぽいんと！ ●チューブを詰まらせないための工夫

空腸瘻は、食道がん手術後の患者さんの腹部に造設されていることが多いです。胃瘻チューブと比較して細いチューブで作成することが多く、閉塞することがあります。内服薬を溶かしてチューブから注入するときなどは、その薬で詰まることがないかなどを事前にチェックするとよいでしょう。

文献
1) 鈴木裕ほか．栄養ルート造設の進歩．臨床外科．73(2)，2018，150-8．

ストーマの種類と部位 〔開口部の数による分類〕

008 単孔式ストーマ

（日月亜紀子）

■単孔式ストーマとは（図1）

管腔臓器断端を体表に出して造られたストーマ[1]で、排出口が一つのもの。ストーマは基本的に便の制御を随意的にできないため、装具の装着が必要となる。挙上腸管の種類によって、結腸ストーマと小腸ストーマに分類される。

単孔式ストーマの多くは結腸ストーマで、直腸肛門部がんに対する腹会陰式直腸切断術に伴って、S状結腸で作成されることが多い。小腸で単孔式ストーマが造設されることは比較的少なく、潰瘍性大腸炎の高齢者難治例やクローン病で造設されることがある。ほとんどが腸管切除を伴う手術で造設される。最近では腹腔鏡手術で造設されることもあり、手術創が小さいため、術後の装具貼付の妨げとなることが少なくなってきている。

結腸ストーマの場合は、造設部位にもよるが、泥状から有形便となり、小腸ストーマではほぼ水様便となる。

DATA

間違えやすい用語

➡ **分離式ストーマ** 012
見た目は単孔式ストーマであるが、口側と肛門側の腸管断端2カ所で造設される。

患者さんへの言い換え

➡ 便の出口が1つのタイプのストーマ

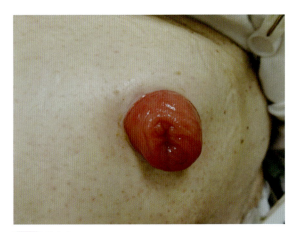

図1 単孔式ストーマ

"クオリティUP"のぽいんと！　●造設部位にあわせた排便コントロール

ストーマは基本的に便の制御が随意的にできないため、排便コントロールが必要になります。造設腸管の部位によっては、緩下薬や整腸薬、止瀉薬の投与が必要となることがあるため、造設部位を医師に必ず確認しましょう。

文献
1）ストーマ・排泄リハビリテーション学用語集．第3版．日本ストーマ・排泄リハビリテーション学会編．東京，金原出版，2015，40．
2）前田耕太郎ほか．"消化管ストーマの適応と造設手段"．ストーマリハビリテーション 基礎と実際．第3版．ストーマリハビリテーション講習会実行委員会編．東京，金原出版，2016，42-7．

009 双孔式ストーマ (日月亜紀子)

■双孔式ストーマとは

管腔臓器断端の口側端と肛門側断端を体表に出して造られたストーマ[1]で、排出口が2つのもの。口側断端は便の排泄目的に、肛門側断端は肛門側の減圧目的に造設され、肛門側断端は、最終的には粘液が少量排泄されるのみになることがほとんどである。ループ式（図1、4）と二連銃式（図2、5）、分離式（図3）がある。

ループ式は、つながった腸管を体表に出して、開口部が2つとなるように造設されたものである。二連銃式は、離断された2つの腸管を同一皮膚切開部から体表に出して造設したものである。分離式は、離断された2つの腸管を、離れた場所に別の皮膚切開部から体表に出して2カ所にストーマを造設したものである。ループ式で造設されることが多く、カバーリングストーマ、一時的ストーマであることがほとんどである。

DATA

間違えやすい用語
➡ ループ式ストーマ　010
➡ 二連銃式ストーマ　011
➡ 分離式ストーマ　012

いずれも双孔式ストーマのことであり、双孔式ストーマの種類である。

患者さんへの言い換え
➡ 便の出口が2つのタイプのストーマ

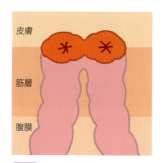
図1　ループ式ストーマ

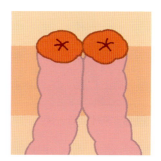
図2　二連銃式ストーマ

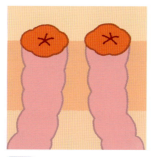
図3　分離式ストーマ

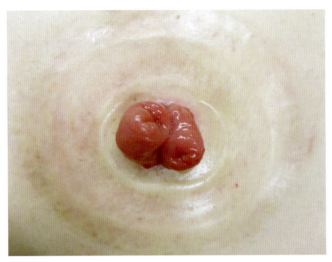

図4 ループ式ストーマ

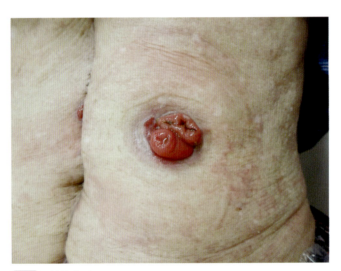

図5 二連銃式ストーマ

"クオリティUP"のぽいんと！　●肛門側の排出口

肛門側の排出口は、萎縮していくことがあります。分離式では、装具を貼付しなくても、ガーゼの貼付のみで対応できるようになることもあります。

文献

1）ストーマ・排泄リハビリテーション学用語集．第3版．日本ストーマ・排泄リハビリテーション学会編．東京，金原出版，2015，37.
2）板橋匠朗．"消化管ストーマの適応と造設手術"．ストーマリハビリテーション 基礎と実際．第3版．ストーマリハビリテーション講習会実行委員会編．東京，金原出版，2016，42-7.
3）中川ひろみ．ストーマの基礎知識．消化器外科ナーシング．22(2)，2017，8.

010 ループ（係蹄）式ストーマ

（西居孝文）

■ループ式（係蹄）ストーマとは

開口部が2個あるストーマの一つで、腸管と腸間膜の連続性を保ったまま、ループ状に体表へ誘導したものである。腸管壁を約1/3〜1/2周切開し、腸管を離断せずに口側および肛門側の腸管壁を反転させ造設する。

ループ式（係蹄）ストーマは、大腸切除後の縫合不全を予防するために、吻合部の手前の小腸や大腸を用いた一時的なストーマとして、またがんなどによる通過障害を解消する目的で横行結腸やS状結腸を用いた永久のストーマとして造設される。小腸ストーマは造設や閉鎖が比較的簡便にで

きるが、液状の排便で管理に難渋する場合もある。大腸ストーマは代謝や管理の点ではよく、それぞれの特性に応じて腸管を選択する必要がある[1]。

DATA

間違えやすい用語
➡ 二連銃式ストーマ　　011

患者さんへの言い換え
➡ 腸管を離断せずに、そのまま体表に引き出して造ったストーマ

"イレギュラー対応力UP"のぽいんと！ ●ストーマ脱出を起こさないケアを指導する

ストーマ造設後にみられる合併症の一つにストーマ脱出があります。ループ（係蹄）式ストーマで肛門側に閉塞がある場合、ストーマ脱出の発生頻度は5倍になるという報告もあります[2]。そのためあらかじめ発生頻度が高くなることを患者さんへ説明し、実際に生じた際の指導が重要です。臥位での腸管の還納や、ストーマ粘膜を損傷しないよう面板ストーマ孔を大きくカットするほか、脱出腸管が長い場合は、袋のサイズが大きい装具を選択しましょう。

文献

1）赤木由人ほか. "消化管双孔式ストーマ造設術 手技の標準化に向けて". 日本大腸肛門病学会雑誌. 4（10）, 2011, 846-52.
2）Chandler J.G, et al. Clostomy prolapse. Surgery. 84（5）. 1978, 577-82.

消化器ナーシング 2019 秋季増刊

011 ▶ 二連銃式ストーマ

（西居孝文）

■二連銃式ストーマとは

腸管を完全に離断した後、造設する開口部が2個あるストーマである。小腸や大腸の腸管および腸間膜を切除し、口側の断端と肛門側の断端を二連銃のように並べて造設している[1]。

消化管穿孔や腸管壊死などに対し腸管の切除を行うが、縫合不全の危険性が高い場合に造設することが多い。体表からの形態はループ式（係蹄）ストーマとほぼ同じであるが、大腸を用いたストーマであればループ式（係蹄）ストーマよりもサイズが大きくならないメリットがある。初回手術時の腹腔内の状況で癒着の程度が変化することもあるが、二連銃式ストーマの閉鎖は、待機手術で造設されたループ（係蹄）式ストーマに比べ困難になることが多い。

DATA

間違えやすい用語
➡ ループ式（係蹄）ストーマ　010

患者さんへの言い換え
➡ 腸を切除しても吻合を行わず、両方の断端を同じ位置に挙上して腸壁から出したストーマ

"きくばり力UP"のぽいんと！　●患者さんや家族への精神的な配慮を

二連銃式ストーマは、消化管穿孔や腸管壊死などの緊急手術の際に造設されます。緊急手術という場面であり、患者さんは自分がストーマ保有者になるイメージもなく、家族も理解が難しい状態です。そのため術後早期から患者さんおよび家族への精神的ケアや配慮が大事になります。また原疾患にもよりますがストーマを閉鎖することも可能ですので、今後の展望についても説明し、ストーマに対する理解を深め、ストーマケア習得に向き合えるように努めましょう。

文献

1）日本ストーマ・排泄リハビリテーション学会ほか編. "ストーマの形態による分類". 消化管ストーマ造設の手引き. 東京, 文光堂, 2014, 4-9.

012 分離式ストーマ

（西居孝文）

■分離式ストーマとは

腸管を完全に離断した後に造設する開口部が2個あるストーマであるが、二連銃式ストーマと異なり、口側の断端と肛門側の断端が離れた位置に造設されるものである。口側の断端からは腸管内容が排泄され、肛門側の断端は粘液瘻となる。

分離式ストーマは二連銃式ストーマと同様に緊急手術の場面での造設が多いが、潰瘍性大腸炎に対する大腸亜全摘術後の回腸ストーマと直腸粘液瘻も分離式ストーマである[1]。口側および肛門側の断端ともにストーマ装具を装着する際は、ス

トーマの距離を十分に確保する必要性がある。離れた位置にストーマが造設されているため、閉鎖手術の際は煩雑で侵襲が大きくなる可能性がある。

DATA

間違えやすい用語
➡ 二連銃式ストーマ　011

患者さんへの言い換え
➡ 腸を切除しても吻合を行わず、両方の断端を別の位置に挙上して腹壁から出したストーマ

"クオリティUP"のぽいんと！　●分離式ストーマのメリット

分離式ストーマは開口部が2カ所あるため、装具を装着する煩雑さが増えるだけでなく、装具にかかる費用も増え、患者さんの負担になります。

しかし、ストーマ造設後の消化管に通過障害がなければ、肛門側からの粘液の排出は徐々に少なくなります。そのような場合はストーマ装具を装着する必要性はなくなり、ストーマにガーゼを貼付するだけで日常生活に支障をきたさなくなります。結果、患者さんのいろいろな負担が軽減されます。

文献

1）日本ストーマ・排泄リハビリテーション学会ほか編."ストーマの形態による分類".消化管ストーマ造設の手引き.東京，文光堂，2014，4-9.

消化器ナーシング 2019 秋季増刊 **23**

ストーマの種類と部位 その他のストーマ

013 尿路ストーマ

（上川禎則）

■尿路ストーマの種類

尿路（腎、尿管、膀胱、尿道）のいずれかの部位に異常が生じ、通常とは違った経路で尿を体外に出す口（孔）を尿路ストーマとよび、これを造設する手術を尿路変向（術）という[1]。

尿路ストーマの種類には、腎瘻、尿管皮膚瘻、膀胱瘻、回腸導管、代用膀胱（パウチ）などがあり（図1〜4）、禁制の有無によって非禁制型と禁制型に分類される[2]。腎瘻、尿管皮膚瘻、膀胱瘻、回腸導管は非禁制型尿路ストーマであり、ストーマにカテーテル（ステント）を留置するか面板を装着し、蓄尿袋に尿をためる。一方、代用膀胱（パウチ）は禁制型ストーマであり、一定時間パウチ内に尿をため、導尿によって尿を排出する。

DATA

患者さんへの言い換え

➡ 尿を出すために人為的に作った出口（孔）

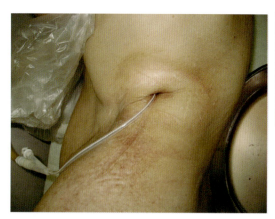
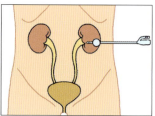

図1 腎瘻

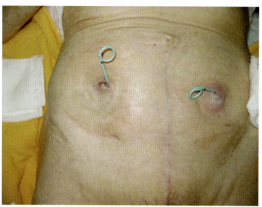
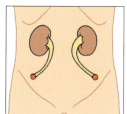

図2 尿管皮膚瘻

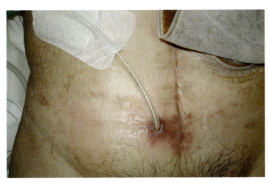
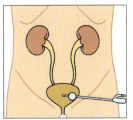

図3 膀胱瘻

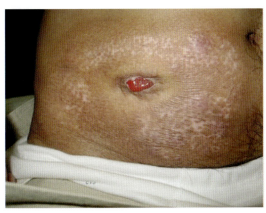
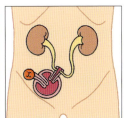

図4 代用膀胱（パウチ）

"イレギュラー対応力UP"のぽいんと！　●自分の尿の状態を観察する習慣を身につけてもらう

　尿路ストーマを持つ患者さんには、尿量や尿の排出状態を観察する習慣を身につけるよう指導しましょう。尿量が急に減少したり、尿が噴水状に出たりするときは、尿路ストーマの狭窄・閉塞が疑われます。カテーテル（ステント）が留置されている場合は、カテーテルの屈曲や位置異常がないかも確認しましょう。尿路ストーマの狭窄や閉塞を生じると腰背部痛や腎盂腎炎の併発による高熱などの症状が現れることが多いので注意しましょう。

文献
1）古田希．"尿路変向術の適応と手術手技"．ストーマリハビリテーション　基礎と実際．第3版．ストーマリハビリテーション講習会実行委員会編．東京，金原出版，2016，71-6．
2）大石賢二．"尿路ストーマの分類と各術式の利点、欠点　標準的造設術式"．ストーマリハビリテーション　実践と理論．ストーマリハビリテーション講習会実行委員会編．東京，金原出版，2006，68-73．

014 回腸導管

（上川禎則）

■回腸導管とは

膀胱以後の下部尿路が使用できなくなった状況で、回腸の一部を利用して、尿を腹壁から出す尿路ストーマの一種である（図1、2）。1950年にBrickerが発表してから70年近く経つが、術後の腎機能がよく保たれ、原則、カテーテルを入れる必要がなく、ストーマケアも確立しているため、今でも標準の尿路変向である[1]。回腸末端の一部を遊離（血管を付けたまま切断すること）し、口側に尿管を吻合、肛門側端を皮膚へ開口する。

回腸導管には蠕動（ものを口側から肛門側に送る運動）が残っているので、腹壁のストーマ口から尿が常に体外へ排出され、尿をためるストーマ袋を装着する必要がある（非禁制型）。

DATA

間違えやすい用語
- 回腸ストーマ／イレオストミー　004
- 回腸に造設した外瘻／人工肛門

患者さんへの言い換え
- （回）腸で作った尿を出す出口（孔）、人工膀胱

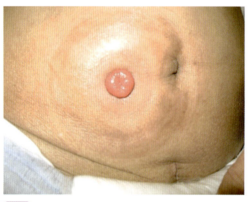

図1　回腸導管

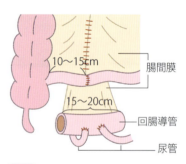

図2　回腸導管（尿路変向）

"クオリティUP"のぽいんと！　●回腸導管の術後合併症

回腸導管に特徴的な術後合併症に、ストーマ周囲皮膚障害（偽上皮腫性肥厚を含む）（図3）、尿路感染、尿路結石などがあります[2]。原因として、ストーマ周囲への尿の停滞、尿のアルカリ化などが挙げられます。ストーマの形状や、溶解の状態に合わせた適切な面板の選択、適度な水分摂取指導、クランベリージュースの飲用などによる尿の酸性化などが予防に効果的です。

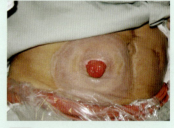

図3　ストーマ周囲皮膚障害

文献

1) 住吉義光. 回腸導管造設術（イラストレイテッド 膀胱全摘除術と尿路変向術）. 臨床泌尿器科. 63(4), 2009, 167-72.
2) 山口健哉ほか. "尿路ストーマの特徴的な合併症". ストーマリハビリテーション基礎と実際. 第3版. ストーマリハビリテーション講習会実行委員会編. 東京, 金原出版, 2016, 221-2.

015 尿管皮膚瘻

(羽阪友宏)

■尿管皮膚瘻とは（図1）

　非禁制型尿路ストーマの一つで、尿管を直接、体表に開口させたものである。回腸導管や新膀胱と異なり、腸管を使用しないため、術後イレウスなどの合併症が少なく、高齢者でも適応となりやすい。一方、ストーマ狭窄を比較的起こしやすく、尿管ステントの留置、および定期的な交換が必要となることがある。また、両側尿管皮膚瘻で、一側化が困難であれば、ストーマは左右に2つ必要となる。さらに、皮膚面との段差がない平坦型ストーマ（flush stoma）であるため、ストーマ周囲皮膚炎の頻度が高くなりやすい[1]。

DATA

間違えやすい用語
➡ 尿路ストーマ 013

患者さんへの言い換え
➡ おなかに造るおしっこの出口

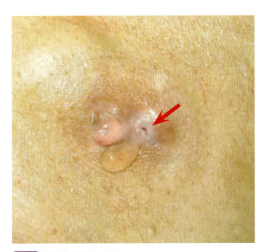

図1 尿管皮膚瘻の一例

"イレギュラー対応力UP"のぽいんと！

● **尿管狭窄**
　尿路の通過障害によって、水腎症の出現や、患側の腰背部痛（鈍痛）、腎機能低下（倦怠感、尿量低下など）、腎盂腎炎（発熱＋患側の腰背部叩打痛）が起きる可能性を知っておきましょう。

● **尿管ステント**
　尿管狭窄に対して留置される尿管ステントは、一般的には腹壁に固定されていません。ステント交換時には、誤って抜けてしまわないよう注意しましょう。また、位置不良に気づくよう、ステント交換後に皮膚からの長さを測定しておきましょう。

文献
1）井口亮ほか．尿管皮膚瘻．日本臨牀．75（増刊7），2017，22-6.

016 カバーリングストーマ （永原央）

■**カバーリングストーマとは**（図1、2）

　カバーリングストーマとは、吻合部を保護する目的で一時的に造設されたストーマのこと[1]。直腸がん手術（直腸間膜全切除、超低位前方切除術）の際に造設することが多い。

　術後縫合不全など、腹腔内汚染がひどい場合、腹腔洗浄の後にカバーリングストーマを造設することで瘻孔の自然閉鎖が期待できる。

　回腸ループ式ストーマ、結腸ループ式ストーマなどがある。

　造設後は通常3～6カ月でストーマ閉鎖を行う。

DATA

間違えやすい用語
➡ 予防的ストーマ

患者さんへの言い換え
➡ 腸のつなぎ目に便を通さないためのストーマ
➡ 合併症予防のためのストーマ

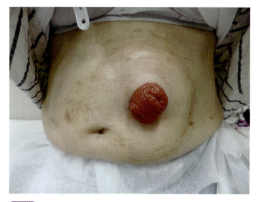

図1　カバーリングストーマ（横行結腸コロストミー）

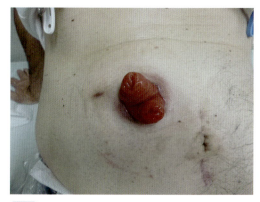

図2　カバーリングストーマ（イレオストミー）

"クオリティUP"のぽいんと！　●カバーリングストーマの管理のポイント

　緊急手術でカバーリングストーマが造設された場合、ストーマサイトマーキングされていない場合も多く、腸管も浮腫状となるので管理困難となる場合があります。

　高さのないストーマの場合、凸面型の装具を使用するなどの工夫が必要になります。回腸ストーマの場合、排泄物は腸液が多く刺激性のため皮膚障害をきたしやすく、こまめに装具交換するなどの指導が必要です。

文献
1）ストーマ・排泄リハビリテーション学用語集．第3版．日本ストーマ・排泄リハビリテーション学会編．東京，金原出版，2016，9．

017 緩和ストーマ

（永原央）

■緩和ストーマとは（図1）

緩和ストーマとは、切除不能進行（再発）がんによる消化管や尿路の閉塞に対して、症状緩和の目的で造設されるストーマのこと[1]。閉塞部が比較的限局している場合に、適応を考慮して施行する。

たとえば、直腸がん術後の骨盤内再発によって、直腸腟瘻やS状結腸膀胱瘻などを形成した場合などである。

挙上できる腸管に長さに制限があるため、術後のストーマのトラブルも少なくない。通常、ループ式ストーマを小腸瘻に造設することが多い。

悪性疾患の進行度によっては、緩和ストーマを造設しても症状が緩和されない場合もあることを、念頭に置く。

DATA

間違えやすい用語
- ループ（係蹄）式ストーマ　010
- イレオストミー　004

患者さんへの言い換え
- 尿と便が混ざらないようにするためのストーマ
- 腸閉塞を解消するためのストーマ

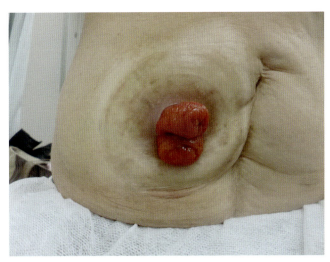

図1 緩和ストーマ（イレオストミー）

"きくばり力UP"のぽいんと！　●緩和ストーマの管理ポイント

緊急手術で緩和ストーマを造設する場合も多く、永久的ストーマとなるので、必ずストーマサイトマーキングをするよう心がける。のちに管理困難とならないよう、慎重に原則通りにマーキングを行うこと。

高さのないストーマの場合、凸面の装具を使用するなどの工夫が必要である。

回腸ストーマの場合、腸液が多く刺激性のため皮膚障害をきたしやすく、こまめに交換するなどの指導が必要である。

患者さんのADLに合わせて、セルフケアの段階に応じて排出口の向きを調節するなどの配慮が必要である。

文献
1) ストーマ・排泄リハビリテーション学用語集．第3版．日本ストーマ・排泄リハビリテーション学会編．東京，金原出版，2016, 11.

ストーマの種類と部位 — ストーマサイズによる分類

018 ストーマ径

（山田陽子）

■ストーマ径とは（図1）

ストーマ粘膜部で最大値になる径[1]。ストーマを正面から観察し、縦径・横径・高さをミリメートル単位で計測する。ただしストーマの高さとは、皮膚からストーマ口までの高さであり[2]、粘膜部で最も高い位置までの高さではない。ストーマの高さの計測は、腹圧の有無で値が変動することがあるため、影響のない仰臥位で行う[2]。

DATA

患者さんへの言い換え
➡ ストーマの大きさ

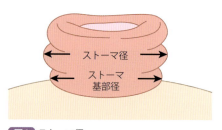

図1 ストーマ径

"イレギュラー対応力UP"のぽいんと！　●いびつな形状の場合のストーマ径

ストーマの形状が正円、もしくは縦長や横長の楕円であれば、縦径・横径がストーマの最大値になりますが、斜めの楕円などいびつな形状のストーマなどでは、必ずしも縦径・横径がストーマの最大値になるとは限りません。その場合は、粘膜部で最大値となる部位を2カ所計測しましょう。

文献
1）ストーマ・排泄リハビリテーション学用語集．第3版．日本ストーマ・排泄リハビリテーション学会編．東京，金原出版，2015，31．
2）山田陽子．"ストーマ・フィジカルアセスメントツール"．「ストーマ装具選択基準」で導くストーマ装具選択の実際．大村裕子．東京，へるす出版，2011，10-9．

019 ストーマ基部径

(山田陽子)

■ストーマ基部径とは

ストーマ基部で最大値になる径[1]。ストーマ基部とは、隆起型ストーマの粘膜が皮膚に隣接する部分で、いわゆるストーマの根元である。高さのあるストーマには存在するが、高さの低い平坦型ストーマには存在しない。ストーマを正面から観察し、縦径・横径をミリメートル単位で計測する。

DATA

患者さんへの言い換え

➡ ストーマの根元の大きさ

"クオリティUP"のぽいんと！　●隆起型ストーマの計測の仕方

ストーマサイズの計測は、面板の開孔サイズを決めるためのアセスメント項目です。隆起型ストーマでは、ストーマ径とストーマ基部径の2つを計測しましょう[2]。2つのサイズに5mm以上差がある場合は、排泄物の性状によりますが、ストーマ径に合わせて面板をカットし、差による隙間をなんらかの方法（ストーマアクセサリーなど）で充填することを検討しましょう。

文献

1）ストーマ・排泄リハビリテーション学用語集. 第3版. 日本ストーマ・排泄リハビリテーション学会編. 東京, 金原出版, 2015, 31.
2）柴﨑真澄. "術後短期間のケア". ストーマリハビリテーション 基礎と実際. 第3版. ストーマリハビリステーション講習会実行委員会 編. 東京, 金原出版, 2016, 150-7.

MEMO

020 ストーマの形状 （山田陽子）

■ **ストーマの形状とは**

ストーマの見た目の形。ストーマが皮膚のたるみや腹圧などに影響を受けない自然な形になるよう仰臥位で観察し、その形状を「正円」（図1）か「非正円」（図2）に分類する[1]。面板ストーマ孔の選択において、「既製孔」「自由開孔」「自在孔」のどれを選ぶかの指標となる。

DATA

患者さんへの言い換え
➡ ストーマの形

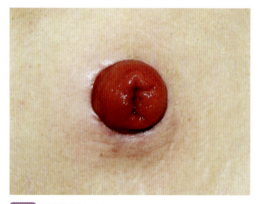

図1 正円のストーマ
縦径・横径がほぼ同じであるため、面板ストーマ孔は「既製孔」を選択できる。

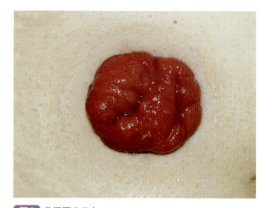

図2 非正円のストーマ
縦径・横径が異なる。

"クオリティUP"のぽいんと！ ●面板ストーマ孔の選択の判断の仕方

ストーマの形状が「非正円」の場合は、面板ストーマ孔の種類をストーマの形状に型取りできる「自由開孔」や、高さのあるストーマでは「自在孔」を選択し、ストーマ近接部の皮膚を排泄物の刺激から守ります[2]。

しかし、排泄物の性状が有形で便が皮膚に付着しにくい場合や、尿路ストーマで尿路感染の徴候がないもの、用手成形皮膚保護剤で露出した皮膚を保護できる場合は、「非正円」のストーマであっても「既製孔」を使用することがあります。

文献

1）大村裕子．「ストーマ装具選択基準」で導くストーマ装具選択の実際．東京，へるす出版，2011，10-9．
2）山田陽子．"面板ストーマ孔の種類"．消化器外科NURSING．23(2)，2018，23-7．

021 ストーマ浮腫

(山田陽子)

■ストーマ浮腫とは（図1）

ストーマに浮腫がある状態。ストーマ粘膜や粘膜下の毛細管や細胞間腔、筋肉組織や脂肪組織の領域内に漿液が病的に集まって腫れた状態[1]。

ストーマ造設直後には必ず生じ、数週間持続する。そのほか、腸炎やイレウス、ストーマ脱出など、一部のストーマ合併症に関連して浮腫を生じることがある。

DATA

患者さんへの言い換え
➡ ストーマのむくみ

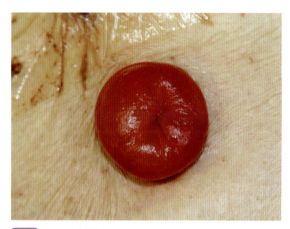

図1 ストーマ浮腫

"きくばり力UP"のぽいんと！　●ストーマ浮腫のケア

ストーマ浮腫を生じている間は、ストーマ粘膜の組織は脆弱になっています。ストーマ粘膜部が物理的刺激で損傷しないよう、より愛護的なケアが求められます[2]。具体的には、スキンケアの際にストーマをこすらないように洗ったり拭いたりすることや、面板ストーマ孔はストーマ径より5mm大きく開孔する、ベルトなどで袋と粘膜がこすれないようにする、ストーマをこすらないように洗ったり拭いたりすることなどです。

文献

1) ストーマ・排泄リハビリテーション学用語集．第3版．日本ストーマ・排泄リハビリテーション学会編．東京，金原出版，2015, 33.
2) 山田陽子．"周術期ケア"．ストーマリハビリテーション 実践と理論．ストーマリハビリテーション講習会実行委員会編．東京，金原出版，2006, 166-72.

ストーマの種類と部位 — ストーマと周囲皮膚の区別・アセスメント
022 ストーマ口
（中川ひろみ）

■ **ストーマ口とは**（図1）

ストーマ造設のために移動させた腸管の部分（腹壁部、腹膜外部、腹腔内部）をストーマ脚という[1]。ストーマ本体と脚の粘膜によって覆われた管腔をストーマ内腔といい、ストーマの内腔開口部をストーマ口という[1]。ストーマ口は、便や尿の排泄の出口である[1]。

ストーマ排泄口と表記されることもある。

DATA

間違えやすい用語
→ ストーマ径　018

患者さんへの言い換え
→ ストーマの便（尿）の出口

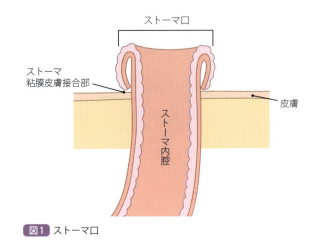

図1 ストーマ口

"クオリティUP"のぽいんと！ ●ストーマ装具の交換

ストーマを造設すると、ストーマ口から不随意に排泄物が排出されます。このため、ストーマ装具を使用します。ストーマ装具の交換は、ストーマ口からの排泄物が多い時間帯を避けることで、素早く快適に行うことができます。

文献
1）ストーマ・排泄リハビリテーション学用語集．第3版．日本ストーマ・排泄リハビリテーション学会編．東京，金原出版，2015, 31-3.

023 ストーマ粘膜

(中川ひろみ)

■ストーマ粘膜とは（図1）[1]

粘膜は上皮細胞に覆われた外胚葉由来の上皮層であり、吸収と分泌にかかわっている。粘膜は上皮細胞に粘膜上皮と粘膜固有層、粘膜筋板、粘膜下組織からなり、管腔臓器の内腔面を覆っている。消化管の基本構造は、内側から粘膜層、筋層、および奨膜の3層からなる。粘膜組織は常に湿潤しており、粘液を産生する。

DATA

間違えやすい用語
ストーマ粘膜皮膚接合部　024

患者さんへの言い換え
ストーマの表面

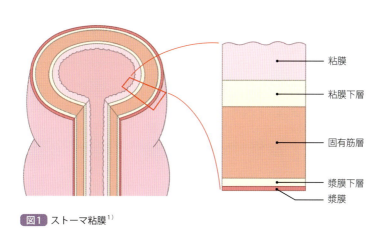

図1　ストーマ粘膜[1]

"クオリティUP"のぽいんと！　●ストーマ粘膜を傷つけない

ストーマ粘膜には血管が密集しているため、裂傷が生じると出血します。裂傷を避けるためには、適切なサイズで面板ストーマ孔をカットし[2]、ストーマ粘膜を傷つけないように貼付しましょう。また、ベルトや衣服によるストーマ粘膜への圧迫を避けましょう。一般的に、周術期には透明のストーマ袋を選択し、ストーマ粘膜の色、つや、浮腫、弾力性を観察できるようにします。

文献
1) 大腸癌研究会. 大腸とは. http://www.jsccr.jp/forcitizen/comment02.html（2019年7月17日閲覧）
2) Barr, JE. Assessment and management of stomal complications: a framework for clinical decision making. Ostomy Wound Manage. 50(9), 2004, 50-2.
3) 医学大辞典. 第20版. 東京, 南山堂, 2015, 3101p.

024 ストーマ粘膜皮膚接合部

（中川ひろみ）

■ストーマ粘膜皮膚接合部とは

ストーマの粘膜と皮膚との接合部位のことである[1]。ストーマの粘膜と皮膚を埋没縫合で接合した場合には、抜糸する必要はない。ストーマ粘膜と皮膚の接合部は、絶えず排泄物の曝露を受けるため、皮膚保護剤を用いて保護する[2]。

DATA

間違えやすい用語

➡ ストーマ粘膜　　023

患者さんへの言い換え

➡ ストーマの粘膜と皮膚をつなぎ合わせた部位

"イレギュラー対応力UP"の ぽいんと！　●生じやすい合併症

ストーマの粘膜と皮膚の接合部は、異なる組織を体腔外で縫合していることから離開することがあります。また、糖尿病の既往、喫煙、化学療法、放射線治療、栄養状態低下は、ストーマ粘膜皮膚離開　104　のリスクを高めます。ストーマ装具交換時には、ストーマ粘膜皮膚接合部に、ストーマ粘膜皮膚移植　119　やストーマ粘膜侵入　120　、ストーマ粘膜過形成　124　などの合併症が生じていないか、観察しましょう。

文献

1）ストーマ・排泄リハビリテーション学用語集．第3版．日本ストーマ・排泄リハビリテーション学会編．東京，金原出版，2015，33．

2）Wound, Ostomy and Continence Nurses Society. Stoma Complications: Best Practice for Clinicians. https://cdn.ymaws.com/www.wocn.org/resource/resmgr/Publications/Stoma_Complications_Best_Pra.pdf. 2014.（アクセス日：2019年3月23日）．

MEMO

025　ストーマ近接部

（中川ひろみ）

■ストーマ近接部とは（図1）

ストーマに近接する皮膚のことである[1]。

皮膚がストーマに接する縁をストーマ皮膚縁というが、ストーマ近接部はストーマ皮膚縁からおよそ1cmの範囲であり、この部位の皮膚は排泄物の刺激を受けやすい。

DATA

間違えやすい用語
➡ ストーマ粘膜皮膚接合部　024

患者さんへの言い換え
➡ 皮膚がストーマに接する縁からおよそ1cmの範囲の皮膚

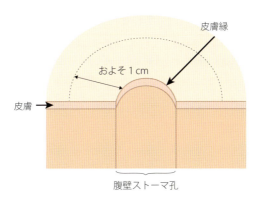

図1　ストーマ近接部

"クオリティUP"のぽいんと！　●皮膚障害の予防

ストーマ近接部は、排泄物や粘液、滲出液、汗などによる過剰な水分の曝露を長時間受けやすいため、ストーマ周囲湿潤関連皮膚炎（Peristomal moisture-associated dermatitis）を発生しやすくなります[2]。ストーマ近接部から10cm程度外側の皮膚と面板の裏面をよく観察し[2]、皮膚に炎症やびらんを生じていないか観察しましょう。ストーマ近接部の皮膚障害を予防するには、排泄物の性状や量を考慮した適切なサイズで面板ストーマ孔をカットすることが重要です。

文献

1）ストーマ・排泄リハビリテーション学用語集第3版．日本ストーマ・排泄リハビリテーション学会編．東京，金原出版，2015，31．
2）Colwell, JC. et al. MASD part 3 : peristomal moisture- associated dermatitis and periwound moisture-associated dermatitis: a consensus. J Wound Ostomy Continence Nurs. 2011, 38（5），541-53．（doi:10.1097/WON.0b013e31822acd95）．

026 皮膚保護剤貼付部

（玉城絵美）

■ 皮膚保護剤貼付部とは

皮膚保護剤貼付部とは、ストーマ装具の皮膚保護剤を貼付している部分の皮膚のこと。

ストーマ装具を剥がしたときに皮膚保護剤が溶解していない部位[1]となる。

DATA

間違えやすい用語

➡ 面板貼付部

患者さんへの言い換え

➡ 皮膚保護剤は排泄物から皮膚を保護する成分でできています。それが貼られていた部分をいいます

"クオリティUP"のぽいんと！ ● 状況にあわせた交換間隔の設定

こたつの使用や発熱、夏場の発汗量が多いときなどは、皮膚保護剤が汗を吸収し溶解が早くなることがあります。状況や季節によって装具の交換間隔を調節しましょう[2]。

アセスメントやケア方法に困った場合は、ABCD-Stomaケア® **028** のツールを活用し、ケアを基礎から考え直しましょう。

文献

1）ABCD-Stoma®に基づくベーシック・スキンケア ABCD-Stoma®ケア. 日本創傷・オストミー・失禁管理学会編. 東京, 日本創傷・オストミー・失禁管理学会, 2014, 12, http://www.jwocm.org/pdf/ABCD-Stoma-update-.pdf（2019年7月15日閲覧）.

2）佐内結美子. "ストーマ周囲皮膚障害とその対策". ストーマリハビリテーション実践と倫理. ストーマリハビリテーション講習会実行委員会編. 東京, 金原出版, 2006, 260.

3）ストーマ排泄・リハビリテーション学用語集. 第3版. 日本ストーマ・排泄リハビリテテーション学会編. 東京, 金原出版, 2015, 56.

027 皮膚保護剤貼付外周部

（玉城絵美）

■皮膚保護剤貼付外周部とは（図1）[1]

ストーマ装具のテープ付装具のテープの部位、または医療用テープを貼付している部位やベルトタブ、ストーマ袋、ベルトなどのアクセサリーが皮膚に接触している範囲[1]。

医療用テープなども種類によっては粘着力が強く、剥離時に角質層の一部がいっしょに剥離してしまうことがあります。皮膚障害の程度によっては、皮膚被膜剤を使用の使用や、全面皮膚保護剤の装具への変更も検討します[2]。

DATA

間違えやすい用語
➡ 面板貼付部外周

患者さんへの言い換え
➡ 医療用テープを貼っている部位やベルトが皮膚に接触している部位

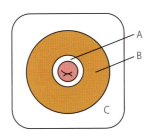

A：近接部（皮膚保護剤が溶解していた部位はA）
B：皮膚保護剤部
C：皮膚保護剤外部（医療用テープ、ストーマ袋、ベルト等のアクセサリーが接触していた範囲）

図1 ABCD-Stoma®ケアでのストーマ周囲皮膚の部位の定義[1]より転載

"イレギュラー対応力UP"のぽいんと！ ●皮膚への愛護的なケアの指導

皮膚障害がある場合は、装具の剥離時に粘着剥離剤を用いるなど、愛護的にケアされているか患者さんのふだんの手技を確認しましょう。剥離刺激によって、一時的に皮膚に紅斑を生じることがあります。皮膚障害であるかどうかを判断するために、剥離後、しばらくたってからの皮膚の状態を評価しています[3]。

文献
1）日本創傷・オストミー・失禁管理学会編．"ABCD-Stoma®とその採点方法"．ABCD-Stoma®に基づくベーシックスキンケア ABCD-Stoma® ケア．東京，一般社団法人日本創傷・オストミー・失禁管理学会．2014，12，http://www.jwocm.org/pdf/ABCD-Stoma-update-.pdf（2019年7月15日閲覧）．
2）"皮膚保護剤外部に皮膚障害がある場合"．前掲書1）．30-1．
3）紺家千津子．スキンケアガイドブック．ストーマ周囲皮膚障害の予防・ケア．日本創傷・オストミー・失禁管理学会編．東京，照林社．2017，246．

028 ABCD-Stoma® ケア

(玉城絵美)

■ABCD-Stoma®ケアとは[1]

ABCD-Stoma®ケアとは、2013年に日本創傷・オストミー・失禁管理学会学術教育委員会（オストミー担当）が発表したスキンケアツールで、ストーマ周囲皮膚障害の重症度を客観的に評価できるツールのこと。

ABCD-Stoma®を用いて採点した結果をもとに、必要なストーマのスキンケア方法と導き出すためのツール」[1] と定義されている。

ケアの概念図（図1）[1]をもとに、皮膚障害に対して「ストーマケアの確認」を行い、「全身状態に応じたスキンケア」と「皮膚障害に対するスキンケア」で該当する項目をチェックし、ケアの内容を確認する。皮膚障害のある部位ごとに「原因」と、「要因ごとにどのようなケアが必要か」が一覧で表示されている。ストーマケアの経験が浅い人でも理解しやすい内容となっている（図2）。日本創傷・オストミー失禁管理学会のホームページからダウンロードできる。

DATA

患者さんへの言い換え

➡ ストーマの皮膚障害の状態を評価するツールです。皮膚障害があった場合に、どのようなケア方法がよいか検討するために活用しています。

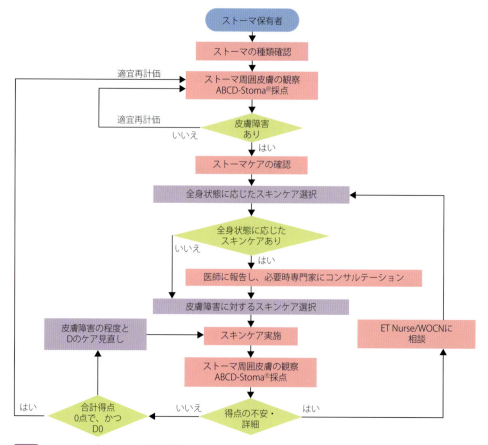

図1 ABCD-Stoma®ケア概念図[1] より転載

●症例紹介
- Aさん（80歳代女性）。6年前にS状結腸がんのため人工肛門を造設。
- 介護施設入所中で日常生活自立度B1。視力障害や巧緻性の低下があり、数年前から介護福祉士がケアを実施。ストーマ外来へは夫が付き添っている。
- 便秘ぎみで、2週間ほど前に緩下薬を内服開始。約1週間ほど前から「なんだか（ストーマ）周囲が少し痛い。どうしたらいいかわからないので教えてほしい」と話していた。

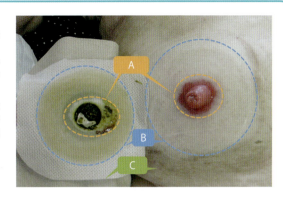

ストーマの種類の確認
- ストーマの種類：横行結腸ストーマ／単孔式／右下腹部に造設
- ストーマのサイズ：縦23mm／横25mm／ストーマ（排泄）口の高さ15mm
- ブリストルスケールタイプ：6

ケアの確認
- CPB系単品系装具／外周テープ付き
- 装具交換間隔は中3日
- 介護福祉士がケアを実施し、ワイプ式粘着剥離剤と泡状洗浄剤を用いて洗浄している

ストーマケアの確認
- 装具交換は介護福祉士が定期的に行い、漏れることはなかった。

診察時の採点
ABCD-Stoma® A2B0C0：2DP
　皮膚保護剤の溶解が不均一でストーマの9時方向の溶解範囲が広く、便のもぐり込みがありました。皮膚障害と皮膚保護剤の溶解している部位は一致していました。

全身状態に応じたケア
　緩下薬内服によって水様便になったため、便がもぐり込んで皮膚障害が生じた可能性があります。
　皮膚保護剤貼付部外の装具のテープが当たる部位に色素沈着が見られました。装具の貼付や剥離を繰り返しているため機械的刺激が加わっていますが、目立った皮膚の乾燥や掻痒感はありません。装具を剥離するときは粘着剥離剤を使用し、丁寧にケアされているようでした。

皮膚障害に対するスキンケア
　医師へ相談し緩下薬を減量することになりました。
　皮膚障害の部位に対しては、びらん部に粉状皮膚保護剤を追加し、皮膚障害が治癒するまでは、装具交換間隔を中2日に変更しました。
　ケアの実施者が介護福祉士であるため、ケア方法の変更や緩下薬の減量についてケアマネジャーへ情報提供し、ケアの継続ができるようにしました。
　皮膚保護剤貼付部外は色素沈着がありますが、現状では皮膚障害はなく以前と比べても色素沈着の程度に変化はないため、様子観察としました。剥離刺激による皮膚の負担軽減のため、被膜剤の情報提供をしました。

ケア実施2週間後の採点
ABCD-Stoma® A0B0C0：DP
　便の性状はブリストルスケールタイプで4。排便が毎日みられるようになりました。
　皮膚障害が治癒したので、粉状皮膚保護剤の使用を中止し、装具交換間隔も中3日に変更しました。
ケアの変更内容をケアマネジャーへ情報提供しました。

図2 ABCD-Stoma®を使った評価の実際

"クオリティUP"のぽいんと！ ●優先順位を決めてケアを提供する

　皮膚障害の程度が重症なケースではケア項目が多くなるので、何からケアをしていったらよいか迷うこともあります。ケア概念図（図1）[1]をもとに、まず情報を整理しましょう。導き出されたケアをすべて取り入れられない場合もあるため、患者さんの困っていることを明確にし、優先順位を決めてケアを提供してみるとよいでしょう。

文献

1）ABCD-Stoma®に基づくベーシックスキンケア：ABCD-Stoma®ケア．日本創傷・オストミー・失禁管理学会学術教育委員会（オストミー担当）編．東京，日本創傷・オストミー・失禁管理学会，2014，41p, http://www.jwocm.org/pdf/ABCD-Stoma-update-.pdf（2019年7月15日閲覧）．

2）工藤礼子ほか．ストーマ周囲皮膚障害をいかに評価し治療するか．WOC Nusing. 4（12），2016，67-78.

3）紺家千津子．"ストーマ周囲皮膚障害の予防・ケア"．スキンケアガイドブック．日本創傷・オストミー・失禁管理学会編．東京，照林社，2017，244-51.

MEMO

029 腹壁の状態（硬さ・形状・しわなど） （谷口愛子）

■腹壁の状態とは

　ストーマ装具を安定して貼付するには、腹壁の状態にあった装具を選択する必要がある。硬い腹壁に硬い装具は反発し、突出した腹壁には硬い装具は沿いにくい。しわがあるとストーマ装具が密着しにくいなどがある。最適なストーマ装具を選ぶには腹壁のアセスメントが大事になる。

　客観的なアセスメント方法として、ストーマ・フィジカルアセスメントツール（表1）[1] がある。ストーマ外周4cmの腹壁の状態を評価する（図1）。腹壁の硬度は、「硬い」「普通」「軟らかい」で分類する（図2）[2]。

　形状は、ストーマを横から観察し、山型・平坦型・陥凹型に分類する（図3）。

　しわは、ストーマ外周4cm以内で連結するしわ（図4）、連結しないしわや陥凹の有無を観察する[2-4]。

DATA

患者さんへの言い換え

➡ ストーマ装具を貼る部分のおなかの硬さ、形、しわの状態

表1 ストーマ・フィジカルアセスメントツール[1] より改変

評価段階	アセスメント項目	方法
Step 1 仰臥位 （下肢を伸展させる）	ストーマの形状	ストーマを「正円」か「非正円」に分類する。
	ストーマサイズ（縦径）	縦径をミリメートル単位で計測する。
	ストーマの高さ	皮膚から排泄口までの高さをミリメートル単位で計測する。
	ストーマ周囲皮膚4cm以内の手術創、瘢痕、骨突出、局所的膨隆	観察
Step 2 座位 （足底を床につける）	ストーマ周囲4cm以内の腹壁の硬度	2本の指でストーマ周囲腹部を押し、指の沈む程度で「硬い」「普通」「軟らかい」の3段階に分類する。
Step 3 前屈位 （背筋の緊張を解き30°以上前傾し、なおかつ患者が日常生活でよくとる体位）	ストーマサイズ（横径）	横径をミリメートル単位で計測する。
	ストーマ外周4cm以内の皮膚の平坦度	ストーマ周囲の「陥凹型」「平坦型」「山型」に分類する。
	ストーマ外周4cm以内の連結しないしわ	ストーマに連結しないしわ、または皮膚の凹凸が最も深くなる部分を計測する。
	ストーマ周囲4cm以内の連結するしわ	ストーマに連結するするしわ、または皮膚の陥凹が最も深くなる部分を計測し、「無」「浅」「深」に分類する。
Step 4	ストーマの種類	病歴で確認する。
	排泄物の性状	観察して記載する。

消化器ナーシング 2019 秋季増刊

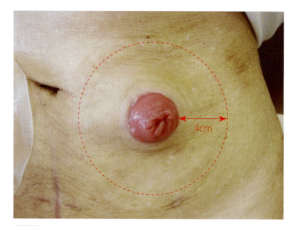

図1 腹壁の状態のアセスメント範囲

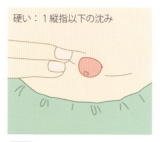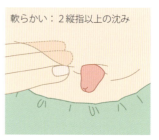

図2 腹壁の硬度の分類[2]より作成

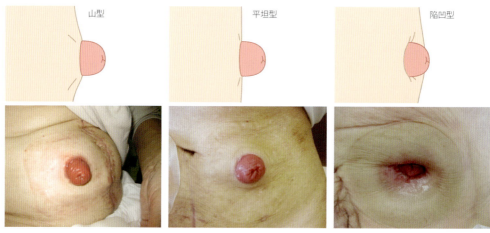

図3 腹壁の形状

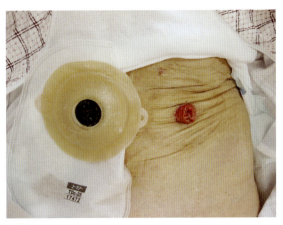

図4 ストーマに連結するしわ
凸面型面板で、しわを伸ばして管理する。

"クオリティUP"のぽいんと！ ●体重増加による腹壁の状態への影響

　大腸がんの手術前は絶食・栄養障害のために体重が減少することがあります。術後、食べられる喜びから大幅に体重増加し、腹壁の状態が変化することがあります（図5）。入院中に選んだ装具が合わなくなり変更してもらいたいのですが、初めて使用したストーマ装具に愛着があり、漏れや皮膚障害がなければ変更を受け入れてもらえないこともあります。入院中に体重コントロールの必要性の説明をするとともに、ストーマ外来の定期受診をすすめてください。

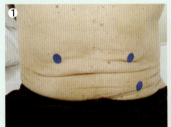
①手術前の腹壁の状態（体重：64kg）

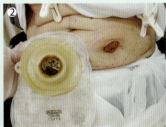
②術後1年目（72kg〔+8kg〕）

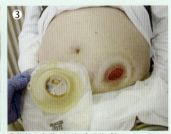
③術後5年後（90kg〔+26kg〕）

図5 体重の増加と腹壁の状態
術後5年間で、体重の増加に伴ってストーマが平坦化し横径が大きくなり、腹壁も硬く変化。硬い凸面型面板を使用しているため、ストーマ近接部に発赤を認めている。

文献

1) 山田陽子．"ストーマ・フィジカルアセスメントツール"．「ストーマ装具選択基準」で導くストーマ装具選択の実際．大村裕子ほか編．東京，へるす出版，2011, 10-9.
2) 山田陽子．"ストーマ管理条件のアセスメントツール"．ストーマ装具選択ガイドブック．穴澤貞夫ほか編．東京，金原出版，2012, 39-44.
3) 山本由利子．"ストーマ・フィジカルアセスメントツール"．ストーマケアのコツとワザ201．熊谷英子監修．消化器外科ナーシング2014年秋季増刊．大阪，メディカ出版，2014, 55-8.
4) 秋山結美子．ストーマ選択基準とストーマフィジカルアセスメントツール．WOC Nursing．6(5)．2018, 7-14.

030 体位別アセスメント（坐位・前屈位・仰臥位）

（谷口愛子）

■体位別アセスメントとは

多くのストーマは、体位によって、形やサイズ、周囲皮膚などの局所状況が変化する。

装具選択では、体位を変えてストーマがどのように変化しても装具の密着性を維持できるように、ストーマ局所状態からみた装具選択に必要な条件を把握することが重要である。

ストーマ局所状態をアセスメントするツールとしてストーマ・フィジカルアセスメントツール（030 表1）がある。最小限必要なアセスメントの体位は、坐位、前屈位、仰臥位の3つである[1]。体位の違いで、しわやくぼみが出現したりストーマの大きさに変化がないか評価することで、ストーマ保有者に最適な装具選択につなげることができる（図1）。

DATA
患者さんへの言い換え
➡ 体勢によるストーマやストーマ周囲の皮膚の変化の評価

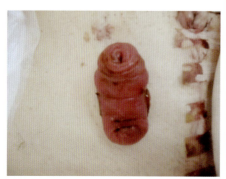
仰臥位時の様子。

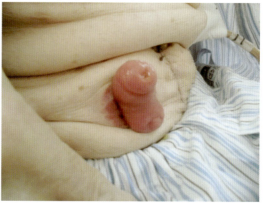
前屈位になるとストーマと連結しないしわの出現。

図1 回腸双孔式ストーマ

"イレギュラー対応力UP"のぽいんと！ ●体位別アセスメントの重要性

術後離床が始まると、ストーマ装具から排泄物が漏れることを経験したことはありませんか（図2）。夜勤帯は、なぜ漏れたのか十分にアセスメントができず、同じ装具を貼付していませんか？ 離床によって座位や前屈位をとる機会が増えると、しわやくぼみが発生していることも考えられます（図3、4）。ストーマサイトマーキングを行っていても、正中創やドレーンによって、腹壁に予測していなかったしわができることもあります。必ず体位別アセスメントを行いましょう。

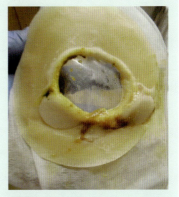

図2 排泄物が漏れたストーマ装具の面板

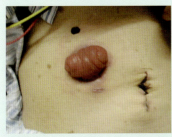

仰臥位ではストーマ周囲の腹壁にしわの出現なし。

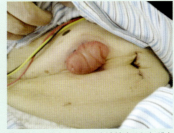

前屈位になるとストーマと連結するしわが出現。

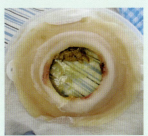

しわを伸ばすよう凸面型面板にストーマ装具を変更したことで、排泄物の漏れもなく面板の膨潤も均一になる。

図3 姿勢による腹壁の変化

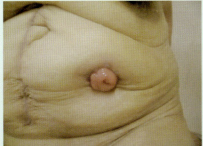

仰臥位ではしわとくぼみがないが、前屈位になるとストーマ近接部にくぼみとストーマと連結するしわが出現。平面型装具を使用していたため近接部に発赤を認める。

図4 腹壁の変化とストーマ装具の不適合による皮膚障害

文献

1）ストーマリハビリテーション 基礎と実際．第3版．ストーマリハビリテーション講習会実行委員会編．東京，金原出版，159-60．
2）山田陽子．"ストーマ管理条件のアセスメントツール"．ストーマ装具選択ガイドブック：適切な装具の使い方．穴澤貞夫ほか編．東京，金原出版，2012，39-44．
3）山本由利子．"ストーマ・フィジカルアセスメントツール"．ストーマケアのコツとワザ201．熊谷英子監修．消化器外科ナーシング 2014年秋季増刊．大阪，メディカ出版，2014，55-8．
4）秋山結美子．ストーマ選択基準とストーマフィジカルアセスメントツール．WOC Nursing．6(5)，2018，7-14．

031 ストーマサイトマーキング

(谷口愛子)

■ストーマサイトマーキングとは

ストーマサイトマーキングとは、術前にストーマを造るべき位置を体表上に選定して印をつけることである[1]。ストーマサイトマーキングを行う目的は、QOLの維持と合併症の予防である。ストーマサイトマーキングの原則（表1）[2]に沿って、セルフケアしやすい位置、確実に腹直筋を貫く位置、しわやくぼみを避ける位置に印をつける（図1～5）。

ストーマサイトマーキングを行うことで、術後のストーマ保有者の負担を最小限にし、術前に近いQOLを維持可能にする。ストーマサイトマーキングを行わず、不適切な位置に造設されたストーマ（図6）では、セルフケアが難しくなったり、傍ストーマヘルニアなどの合併症に苦慮したり、ストーマの受容にも影響する[3]。

DATA

患者さんへの言い換え
→ ストーマの位置決め
→ 便や尿の出る新しい排泄口の位置決め

表1 ストーマサイトマーキングの原則[2]

Ⅰ：クリーブランド・クリニックのストーマサイトマーキングの原則
① へそより低い位置
② 腹部脂肪層の頂点
③ 腹直筋を貫く位置
④ 皮膚のくぼみ、しわ、瘢痕、上前腸骨棘の近くを避けた位置
⑤ 本人が見ることができ、セルフケアしやすい位置
Ⅱ：大村裕子のストーマサイトマーキングの原則
① 腹直筋を貫通させる
② あらゆる体位（仰臥位、坐位、立位、前屈位）をとって、しわ、瘢痕、骨突起、へそを避ける
③ 坐位で患者自身が見ることができる位置
④ ストーマ周囲平面の確保ができる位置

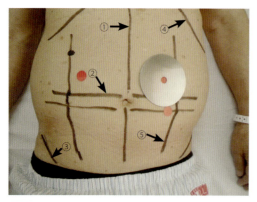

図1 回腸ストーマ造設予定のストーマサイトマーキング（仰臥位）
①正中線、②へそ上の水平線、③上前腸骨棘
④肋骨弓下縁、⑤腹直筋外縁
ベルトラインを確認し、マーキングディスクが安定するところを確認する。

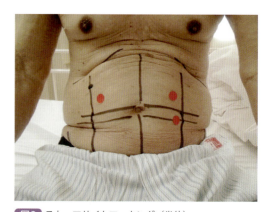

図2 ストーマサイトマーキング（坐位）
坐位でのしわの確認。
右下腹部にはしわが多いため上腹部を選択。

ストーマの種類と部位

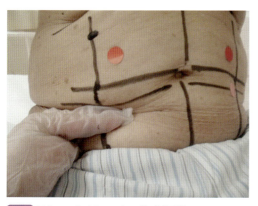

図3 ストーマサイトマーキング（前屈位）
前屈位や日常生活でよくとる体位でのしわを確認する。術前に腹壁の硬度（腹部の状態の項目を参照）を確認し、術後使用するストーマ装具の選択に活用する。

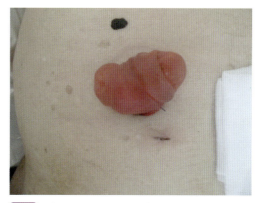

図4 ストーマサイトマーキングを実施した部位に造設された回腸ストーマ（仰臥位）

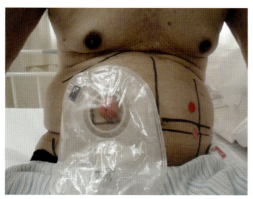

図5 ストーマモデルとストーマ装具を使用した術後の身体（からだ）の変化のイメージ化

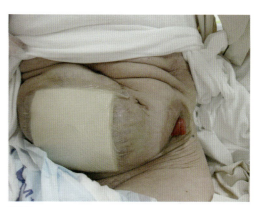

図6 ストーマサイトマーキングがされなかった位置不良のストーマ

"イレギュラー対応力UP"のぽいんと！　●ストーマサイトマーキングは造設後のQOLを左右する

緊急手術でも造設後のQOLを考え、ストーマサイトマーキングは実施しましょう。痛みがあり、体位や腹直筋の確認が難しい場合、手術室で麻酔後に実施したり、CT画像などを利用してください。CTでへそラインの腹直筋の幅と恥骨上縁の腹直筋の幅を測定し、ラインを引くことで腹直筋内に位置決めができます。術後創感染や正中創離開が考えられる場合、ストーマ装具を安定して貼るために、正中創から3横指以上離れた位置にマーキングすることをおすすめします（図7）。

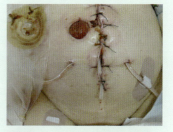

図7 ストーマが正中創に近くストーマ装具を安定して貼付できない

文献
1）ストーマ・排泄リハビリテーション学用語集．第3版．日本ストーマ・排泄リハビリテーション学会編．東京，金原出版，2015，30．
2）水島史乃．"ストーマ位置決め"．カラー写真で見てわかるストーマケア．大村裕子編．大阪，メディカ出版，2006，6-7．
3）日野岡蘭子．ストーマ造設前の術前ケア．月刊ナーシング．32(1)，2012，22．

032 セルフケア

（加藤裕子）

■セルフケアとは[1-3]

　セルフケアとはストーマによる排泄管理をストーマ保有者自身で行うことである。ストーマでの排泄管理には装具交換だけでなく、ストーマ袋からの尿や便の排出、尿の場合は蓄尿袋への接続とたまった尿の処理、尿管皮膚瘻のステントの取り扱い、ベルトを使用する際はベルトと装具の接続など、さまざまな手技が含まれる。

　また、装具交換を行うためには、愛護的な面板の剥離と皮膚の洗浄、はさみによる面板のカット（図1）、ストーマの観察と装具の貼付、二品系装具の場合は面板とストーマ袋の嵌合（図2）、といったさまざまな手技が必要となる。セルフケアの指導は、患者さんの心理状態に十分配慮しながら、段階を追って徐々に自己管理ができるように進めていくことが必要である（図3、4、表1）。

DATA

間違えやすい用語
➡ ストーマリハビリテーション　033

患者さんへの言い換え
➡ ストーマによる排泄（便、尿）に伴う管理を自分で行うこと

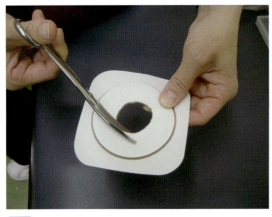

ハサミの根元を使って、面板側を回すようにカットすると切り口がギザギザになりにくい。

図1 面板のカット

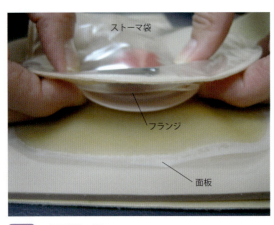

パチッと音がなるのを確認して確実に嵌合する。

図2 二品系装具の嵌合

ストーマの種類と部位

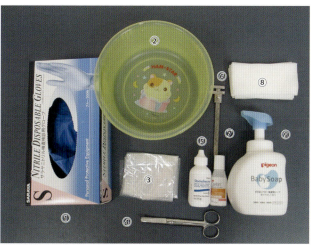

①ディスポーザブル手袋　②洗面器
③ビニール袋　　　　　　④ハサミ
⑤粉状皮膚保護剤　　　　⑥ノギス
⑦粘着剥離剤　　　　　　⑧ガーゼ
⑨石けん（泡タイプ）

図3　セルフケアの準備品

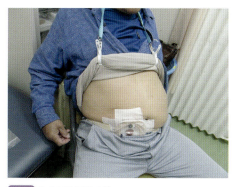

図4　セルフケアの方法
衣類が汚染しないようにし、ストーマが自分でみえる姿勢でケアする。

表1　セルフケア能力のアセスメント項目

ストーマの観察	視力　など
排泄物の処理	トイレまでの歩行、排出口の取り扱い　など
面板のカット	手指の巧緻性　など
装具の交換	理解力、皮膚の状態、腹壁の状態、手指の巧緻性（二品系装具の嵌合）　など
その他	家族や介護者の有無、ストーマの受容、疾患の予後、経済力　など

"きくばり力UP"のぽいんと！　●入院中のセルフケア指導

最近は術後の入院日数が短くなっているため、早くセルフケア指導をしなければならないと焦ってしまうことがあるかもしれませんが、身体的な苦痛が緩和されているとともに、心理面でも安定している状態で指導を開始することが望ましいと考えます。排泄物による悪臭や装具剥離時の痛み、装具交換に長時間かけるなど、マイナスイメージにつながることをできるだけ避けるよう配慮して、セルフケア指導に臨むことが大切です。

文献

1）山田陽子．"社会復帰へ向けてのケア"．ストーマリハビリテーション　基礎と実際．第3版．ストーマリハビリテーション講習会実行委員会編．東京，金原出版，2016，159-66．
2）正壽佐和子．"セルフケアトレーニング"．はじめてでもやさしいストーマ・排泄ケア：基礎知識とケアの実践．宮嶋正子監，藤本かおり編．東京，学研メディカル秀潤社，2018，32-5．
3）三富陽子．"ストーマ保有者の教育"．ストーマリハビリテーション　実践と理論．ストーマリハビリテーション講習会実行委員会編．東京，金原出版，2006，104-6．

033 ストーマリハビリテーション （井上透）

■ストーマリハビリテーションとは

用語集では「ストーマと合併症の障害を克服して自立するだけでなく、ストーマ保有者の心身および社会生活の機能を回復させること。また、それを促進する技術と方法」と定義されている[1]。

この用語は、1978年に進藤勝久氏が初めて世に発表したものである。そのコンセプトは術前・術中・術後のストーマケアだけにかかわるのではなく、従前同様に元通りとはいかなくても、QOLの向上を通じてストーマ保有者がみずからの力で社会復帰できるように、医師や看護師、そのほかの関連する医療従事者が、身体的および精神的ケアをチームとして計画的に行うというものである。

「リハビリテーション」という言葉には、ストーマ保有者を障害者とする日本の医療者の考えが基本にあること、最終目標は社会復帰であることが込められている[2、3]。

DATA

間違えやすい用語

➡ セルフケア　032
➡ ストーマケア

「ストーマリハビリテーション」という言葉は前述のように、肉体的・身体的・社会的ケアを通じて社会復帰を目指す医療行為全体を指すものです。「ストーマケア」はストーマリハビリテーションに含まれる重要な要素ですが、患者が行うストーマ装具交換や看護師が中心となって行う合併症予防や装具の選択などを、おもに指しています。

患者さんへの言い換え

➡ これからの人生で手術をする前とできるだけ近い社会生活を送っていただくために、ストーマとうまく付き合っていく方法

"クオリティUP"のぽいんと！　●医療従事者の役割

ストーマリハビリテーションにおける術前ケアのポイントは、第一に精神的なケアであるストーマ受け入れです。ボディイメージの変化に対してのみでなく、造設後の生活の変化までイメージしてもらうことが大切です。医療チームとしてもそれぞれの患者における術後の生活まで含めて考えることで、責任をもったストーマリハビリテーションのサポートを行えます。装具交換を行うのは誰が中心となるのか、仕事を続ける場合どのような職種なのか、術後の抗がん剤治療はあるのか、より有効な社会的資源の利用についてなど、周術期のケアに偏らず、社会復帰を視野に入れ計画的に考えることが重要となります。これらについてを医療者が学ぶための「ストーマリハビリテーション講習会」が全国で開催されています（図1）。

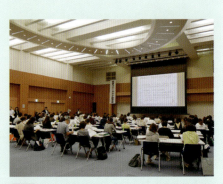

図1　ストーマリハビリテーション講習会（基礎コース）の様子

文献

1) ストーマ・排泄リハビリテーション学用語集．第3版．日本ストーマ・排泄リハビリテーション学会編．東京，金原出版，2015，5．
2) 塚田邦夫．"ストーマの告知"．新版 ストーマ手術アトラス．塚田邦夫ほか編．東京，へるす出版，2012，4-6．
3) 鷲澤尚宏．"ストーマ造設を必要とする疾患と病態"．ストーマリハビリテーション 基礎と実際．第3版．ストーマリハビリテーション講習会実行委員会編．東京，金原出版，2016，54-63．

ストーマにまつわる疾患と手術

ストーマにまつわる疾患と手術 [疾患]

034 直腸がん

(永原央)

■直腸がんとは

大腸は結腸と直腸で構成されており、直腸は大腸の最後の部分にあたる。直腸の長さは20cm程度で、肛門として外に開いている。肛門周囲にある肛門括約筋（内・外）や肛門挙筋によって、排便の調節が行われている。

がんが肛門から離れた位置にあれば前方切除術（図1）が選択されることが多く、術直後は一時的回腸ストーマ造設術（カバーリングストーマ）を行うが、肛門は残っているので、カバーリングストーマ閉鎖後は肛門から排便することができる。しかし、がんが肛門近くにある場合は、肛門を含めて直腸を切除し、ストーマを作る腹会陰式直腸切断術（マイルズ手術／図2）を行うことが多い[1,2]。

また腹腔鏡下手術（図3）も行われることがある。

DATA

患者さんへの言い換え

「直腸」という言葉が、患者さんにわかりづらいかもしれないので、「大腸の出口近くにできたがん」と表現したほうがよいかもしれません。

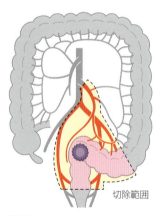

図1 前方切除術

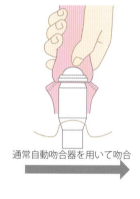

通常自動吻合器を用いて吻合

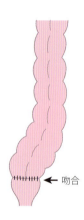

← 吻合

クオリティUPのぽいんと！ ●直腸前方切除術のおもな術後合併症

直腸前方切除術のおもな術後合併症としては、感染（手術部位感染〔SSI〕や肺炎）、縫合不全、イレウス、出血、血栓症、術後せん妄などが挙げられます。

また直腸周囲には排尿や性機能に関与する神経があるため、術後に排尿障害や性機能障害が生じることがあります。排尿障害などに対して薬物治療や自己導尿などの治療が行われ、一般的に術後半年程度である程度の機能は回復するといわれています。

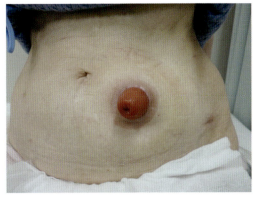

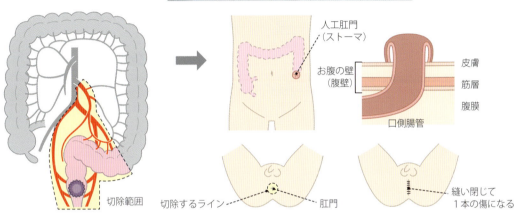

図2 直腸切断術（マイルズ手術）

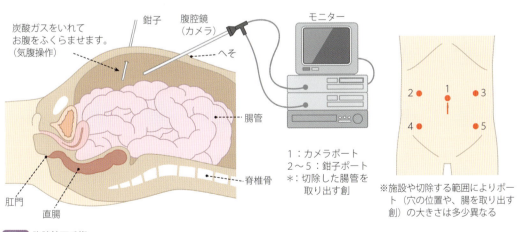

図3 腹腔鏡下手術

文献
1) 大腸癌治療ガイドライン 医師用 2019年版. 東京, 金原出版, 2019, 1.
2) 患者さんのための大腸癌治療ガイドライン2014年版. 東京, 大腸癌研究会, 2014, 7.

消化器ナーシング 2019 秋季増刊 **55**

035 結腸がん

（渋谷雅常）

■結腸がんとは

大腸は、結腸と直腸から構成される[1]（図1）。結腸がんに対する手術では、通常は吻合可能なことが多いため、ストーマを造設することは比較的まれであるが、以下の場合には、ストーマ造設を必要とすることがある。

①周囲臓器への浸潤が著しいなど、原発巣切除が困難な場合には、通過障害を回避する目的でストーマ造設のみを行うことがある（図2）。

②術前の腸閉塞などに伴い、高度な腸管浮腫が存在する場合は、縫合不全のリスクが高いため、カバーリングストーマの造設（図3）やハルトマン手術が選択されることがある。また、重度の併存疾患が存在する症例にも、縫合不全のリスクを考慮し、ハルトマン手術が選択されることがある（図4）。

③結腸がんの穿孔による腹膜炎の際には、全身状態や腸管の状態が悪いことが多く、吻合せずストーマを造設することが多い。

DATA

患者さんへの言い換え

➡ 大腸がん

結腸ということばは聞き慣れていないため、はじめは「結腸がん」ではなく、「大腸がん」と表現するほうが、誤解が少ないかもしれません。

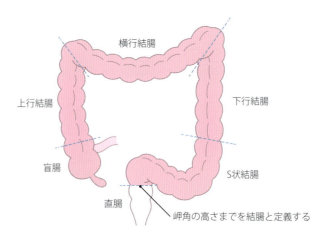

図1 大腸の区分

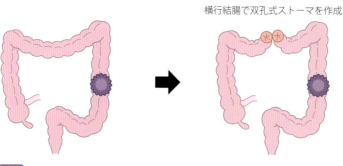

図2 ストーマのみを造設する場合

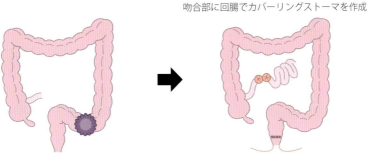

図3 吻合部にカバーリングストーマを造設する場合

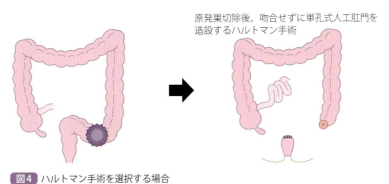

図4 ハルトマン手術を選択する場合

"クオリティUP"のぽいんと！　●ステント留置によるストーマの造設回避

　近年、大腸がんに対して自己拡張型金属ステントが保険適用となり、大腸がんによる腸閉塞に対して緊急手術ではなく、ステント留置で症状を改善して条件を整えた後に根治術を施行するというBridge to surgery（BTS）という治療戦略が普及しつつあります。これによってストーマ造設を回避できる症例が増加してきていますが、腫瘍学的な長期予後に関するエビデンスは十分ではなく、今後の臨床試験の結果が待たれるところです。

文献
1）大腸癌取扱い規約．第9版．大腸癌研究会．東京，金原出版，2018，132p．
2）福田明輝．閉塞性大腸癌に対するステント留置と手術成績．日本腹部救急医学会雑誌．37(3)，2017，455-60．

036 肛門がん

（渋谷雅常）

■肛門がんとは

　肛門管には、外科学的肛門管と解剖学的肛門管の2つの定義が存在するが、「大腸癌取扱い規約」では、恥骨直腸筋付着部上縁から肛門縁までの外科学的肛門管が用いられている[1]（図1）。肛門部の悪性腫瘍には直腸粘膜から発生する腺がんだけでなく、扁平上皮部から移行上皮に発生する扁平上皮がん、クローン病に合併することのある痔瘻がん、悪性黒色腫、そのほか肛門周囲皮膚から発生する乳房外Paget病などさまざまな組織型のがん腫が存在する。

　肛門部の悪性腫瘍に対する外科的治療では直腸切断術が必要となることが多いが、一部の組織型では化学放射線療法が第一選択とされることもあり、治療方針決定のためには病理組織学的な診断が非常に重要である。

DATA

患者さんへの言い換え

➡ 肛門部にできる腫瘍

　「肛門がん」ではなく、より詳細な病名で説明されていることもあるので、患者さんが混乱しないように注意しましょう。

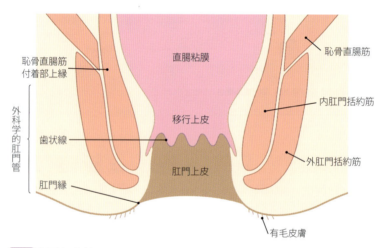

図1 肛門管の解剖

"イレギュラー対応力UP" のぽいんと！　●がんの種類とストーマ造設の可否について

　肛門部の悪性腫瘍には化学放射線療法が第一選択となり、必ずしもストーマ造設が必要とならないがん腫も存在します。また逆に、肛門周囲皮膚から発生する皮膚科疾患の乳房外Paget病でも、肛門管への浸潤を認めれば直腸切断術が必要になるケースが存在します。肛門部の悪性腫瘍では、組織型および病変の広がりにより、ストーマ造設の適応が大きく異なることを知っておくとよいでしょう。

文献
1）大腸癌取扱い規約．第9版．大腸癌研究会．東京，金原出版，2018，132p．

037 直腸カルチノイド

(渋谷雅常)

■直腸カルチノイドとは

　内分泌細胞に分化した低異型度細胞から構成される、比較的活動性の低い腫瘍である。粘膜深層から発生するが、しだいに発育の主座は粘膜下層に移る。WHOの提唱する神経内分泌腫瘍（Neuroendocrine tumor：NET）の分類では、NET G1/G2がカルチノイド腫瘍に相当する（表1)[1、2]。

　消化管のなかでは直腸にもっとも多く発生する。増大すると、がんと同様にリンパ節転移や遠隔転移をきため、直腸がんに準じた手術が必要となる。

DATA

患者さんへの言い換え

➡ **がんもどき**

　正確な表現ではありませんが、以前は「がんもどき」と表現されることが多くありました。

表1 神経内分泌腫瘍に関する大腸癌取扱い規約[1]とWHO分類の関係[2]

大腸癌取扱い規約 （第9版）		WHO分類		
		核分裂像*	Ki-67指数	特徴
カルチノイド腫瘍	NET G1	<2	≦2%	悪性度が比較的低く発育が緩徐
	NET G2	2–20	3–20%	
内分泌細胞がん	NEC	>20	>20%	悪性度が高く発育が早い

NET：Neuroendocrine tumor
NEC：Neuroendocrine carcinoma
G：Grade
*：10高倍視野あたり

"イレギュラー対応力UP"のぽいんと！　●ストーマ造設の適応について

　手術治療となった場合、術式は基本的には直腸がん 034 に準じたものになります。したがって、ストーマ造設の適応なども同様になります。詳細は、直腸がんのページをご参照ください。

文献

1）大腸癌取扱い規約. 第9版. 大腸癌研究会. 東京, 金原出版, 2018, 132p.
2）Bosman, FT. et al. WHO Classification of Tumours of the Digestive System 2010.

038 家族性大腸腺腫症

(岡崎由季)

■家族性大腸腺腫症とは（図1）

家族性大腸ポリポーシスともいう。FAP（familial adenomatous polyposis）と略される。大腸に100個以上の腺腫（分泌腺の細胞が増殖してできる腫瘍。一般に良性）がびまん性に存在する常染色体優性遺伝性の疾患である。

家族歴や腺腫の個数、遺伝子検査で診断する。胃や十二指腸にも腺腫の増殖を認めるなど、大腸以外にも病変を合併する。放置すると腺腫ががん化する。FAP患者では大腸がんが50歳までにほぼ100％で認められ、死因の第1位である[1]。

治療法は、大腸がんが発生する前に予防的に大腸を切除することで、20歳代での手術が推奨されている。これまでは盲腸から肛門まで切除する大腸全摘・永久的回腸ストーマ造設術が行われてきたが、近年は大腸全摘・回腸嚢肛門（管）吻合術（ileoanal anastomosis：IAA、またはileoanal canal anastomosis：IACA）が主流となっている[2]。

DATA
患者さんへの言い換え
➡ 大腸にポリープがたくさんできる病気

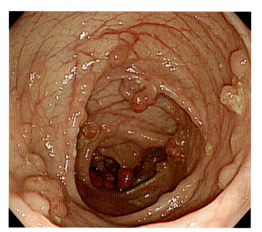

図1 下部消化管内視鏡画像
大腸に多数の腺腫を認める。

"きくばり力UP"のぽいんと！ ●患者さんや家族に寄り添う

家族性大腸腺腫症は患者さん本人だけではなく、家族にも発症する可能性のある病気です。診断された患者さんや家族の不安な気持ちに寄り添いましょう。また術式によっては若い患者さんが大腸を失い、永久的ストーマで生活を送ることになります。さまざまな工夫をすることで、よりよく日常生活を送ることができることを患者さんに知っていただき、社会復帰のためのストーマケアのコツを伝えるとよいでしょう。

文献
1）大腸癌研究会編．"家族性大腸腺腫症"．遺伝性大腸癌診療ガイドライン 2016年度版．東京，金原出版，2016，8-37．
2）塚本潔ほか．"家族性大腸腺腫症に対する大腸全摘術"．日本大腸肛門病学会雑誌．68(10)，2015，890-9．

039 大腸憩室 (岡崎由季)

■大腸憩室とは（図1、2）

大腸壁筋層の弱い部分から、粘膜が外側に袋状に突出した状態。加齢によって増加する。日本人では右側の結腸に多いとされるが、加齢とともに左側にも認める傾向にある[1]。

通常は無症状だが、炎症を伴うと、虫垂炎などとの鑑別が必要な腹痛の原因となり（大腸憩室炎）、抗菌薬で加療することが多い。また、憩室を走る血管から出血すると、下血の原因の一つとなる（大腸憩室出血）。

憩室炎を繰り返して大腸壁が肥厚し狭窄を認めた場合や、大腸憩室の穿孔によって腹膜炎となった際には、手術が必要となる。多くは大腸の部分切除を行う。吻合が難しいときは、腸管の口側の断端でストーマを造設する。また縫合不全の恐れがあるときには、一時的ストーマを造設することがある[2]。

DATA

患者さんへの言い換え
➡ 大腸の壁が外側にポケットのように飛び出した状態

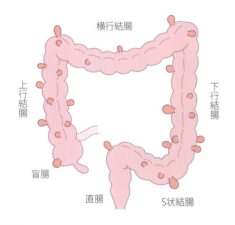

図1 大腸憩室のシェーマ

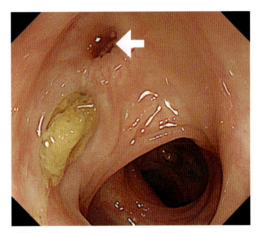

図2 大腸の内腔から見た憩室（矢印）

"きくばり力UP"のぽいんと！ ●急なストーマ造設に対する精神的なサポート

大腸憩室の穿孔が起こると、腸管内の糞便が腹腔内に漏れることになります。場合によっては、敗血症性ショックを起こすような重症の腹膜炎となるので、多くは緊急手術が行われます。患者さんは、心の準備をすることなくストーマを造設されることになります。ストーマを受け入れていただくように、ショックや不安に配慮したケアを心がけます。

文献
1) 浜本哲郎ほか．"CT colonographyを用いた大腸憩室症の疫学的検討"．日本消化器病学会雑誌．115(7), 2018, 633-42.
2) 久留島徹大ほか．"合併症を併発した大腸憩室疾患の治療―穿孔，瘻孔形成"．日本大腸肛門病学会雑誌．61(10), 2008, 1036-41.

040 潰瘍性大腸炎

(江口真平)

■潰瘍性大腸炎とは（図1）

潰瘍性大腸炎は、大腸の粘膜（もっとも内側の層）にびらんや潰瘍を形成する原因不明のびまん性炎症性腸疾患である。30歳以下の成人に多く、おもに血便、粘血便、下痢の症状を呈する。また腸管以外に出現する症状として、皮膚症状や眼症状が起こることもある。

治療としては、原則、内科的治療であるが、薬物療法の効果がない重症例、難治例、がん化例などには手術適応となる。

術式としては、大腸全摘術＋回腸嚢肛門吻合など肛門温存手術が標準術式であるが、ステロイド長期大量投与例や縫合不全のリスクが高い例では、分割手術が選択され、その際は回腸ストーマを造設する場合もある。また、肛門温存手術の適応のない例では、大腸全摘術＋永久的回腸ストーマ造設が行われる[1]。

DATA

間違えやすい用語
➡ クローン病 041

患者さんへの言い換え
➡ 大腸の粘膜にできる炎症

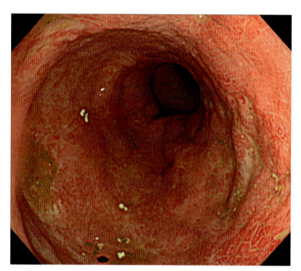

図1 潰瘍性大腸炎（内視鏡画像）

"イレギュラー対応力UP"のぽいんと！ ●壊疽性膿皮症

炎症性腸疾患の腸管外併発症として壊疽性膿皮症という併発症が存在します。ストーマ周囲に有痛性紅斑、膿疱、出血性水疱などの症状を呈することがあり、早期の診断治療が必要となります。スキンケア、創傷の清浄化、外用薬の使用、創傷被覆材の選択、ストーマ装具の選択がポイントとなり、患者さんのQOLの低下を招かないようセルフケア能力に合わせて局所ケアを指導することが重要です。

文献

1）消化管ストーマ造設の手引き．日本ストーマ・排泄リハビリテーション学会ほか編．東京，文光堂，2014，240p.

041 クローン病

(江口真平)

■クローン病とは（図1）

炎症性腸疾患の一つであり、口腔にはじまり肛門にいたるまでの消化管のどの部位にも炎症や潰瘍が起こりえる疾患である。若年者に多く、小腸と大腸を中心として起こり、非連続性の病変を特徴とする。症状としては腹痛、下痢、血便、体重減少などが挙げられるが、腸管外の症状も多い。

内視鏡検査や病理組織学的検査などで診断し、治療としては潰瘍性大腸炎と同様に薬物治療のほか、高度の狭窄や穿孔、膿瘍形成などには外科的治療が行われる。穿孔性腹膜炎、術後縫合不全、直腸肛門病変の空置および切除などの場合にはストーマ造設が必要となることがある。

クローン病患者にストーマを造設したときに生じやすい合併症として瘻孔、膿瘍、陥没、狭窄、壊疽性膿皮症、脱出などの頻度が高い[1]。

DATA

間違えやすい用語
➡ 潰瘍性大腸炎　040

患者さんへの言い換え
➡ 小腸、大腸の深い層に達する炎症

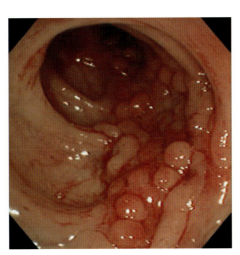

図1　クローン病（内視鏡画像）

●クローン病の場合のストーマ合併症への対応

"イレギュラー対応力UP"のぽいんと！

ストーマ合併症が起きた際の瘻孔の管理には難渋することが多く、的確にアセスメントと適切なケアが必要となります。とくにクローン病では回腸皮膚瘻を形成すると1日1,000mL以上の小腸液が排泄されることがあります。ストーマ周囲皮膚障害を回避するための適切なストーマ選択や、瘻孔にチューブ・ドレーンを挿入するドレナージ法を選択する必要があります。また永久的ストーマとなる症例も少なくないため、患者さんのQOL保持に努めることも重要です。

文献
1）消化管ストーマ造設の手引き．日本ストーマ・排泄リハビリテーション学会、ほか編．東京，文光堂，2014，240p.

042 痔瘻・肛門周囲膿瘍

（江口真平）

■ 痔瘻・肛門周囲膿瘍とは

　肛門管内の小さな穴などから細菌が入り、肛門や直腸周囲が化膿することを肛門周囲膿瘍といい、膿が自然に出たり切開などされたりすると、後に膿の通り道（管）が残り、その管やしこりになったものを痔瘻という（図1）。

　痔瘻はしこりや分泌物が出るといった症状があるが、肛門周囲膿瘍になると疼痛や発熱を起こす。痔瘻が感染を起こし、肛門周囲膿瘍に移行することもある。

　治療の原則として肛門周囲膿瘍は切開排膿であり、痔瘻は開放術やシートン法といった外科的手術が必要である。クローン病の肛門病変として痔瘻、肛門周囲膿瘍が挙げられ、上記の治療法で軽快しない場合や排便機能の低下がある場合には、ストーマを造設することもある[1]。

DATA

患者さんへの言い換え
➡ 肛門周囲の感染

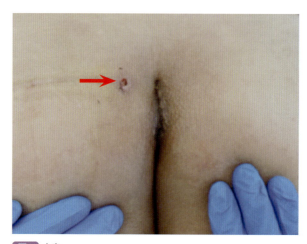

図1 痔瘻
矢印の場所が痔瘻の二次口となっている。

"クオリティUP"のぽいんと！　●診断後の声かけと指導

　痔瘻から肛門周囲膿瘍への移行もあるため、肛門周囲の診察は十分に必要であり、診察時には患者さんを安心させるような声かけを行うことが重要です。排便時に努責をかけるような便秘の場合には肛門部痛の増強もあるため、適宜、緩下薬を使用し、排便コントロールを指導することが必要です。
　また、肛門周囲の清潔を保つことが治療上必要で、患部に圧力がかからないようケアを行うことも、患者さんの疼痛緩和へつながります。

文献
1) 消化管ストーマ造設の手引き．日本ストーマ・排泄リハビリテーション学会ほか編．東京，文光堂，2014，240p．

043 子宮がん

(岡崎由季)

■子宮がんとは

子宮がんは、子宮の入り口にできる頸がんと、子宮内膜にできる体がんに区別される（表1）。

治療方針は、ステージによって、手術、化学療法、ホルモン治療、放射線療法などが選択される。

ストーマ造設は、がんが進行し近接した臓器に浸潤や再発をしたときに考慮される。たとえば、子宮頸がんで膀胱浸潤をきたし、尿路の変向が必要なときに、尿管皮膚瘻造設を行うことがある。

また頸がん、体がんともに、手術・放射線治療歴のある患者さんの限局した再発巣に対して、骨盤内臓全摘術が適応となることがある[1、2]。後方骨盤内臓全摘術の場合、直腸、子宮、子宮付属器（卵巣と卵管）、腟を一括で切除する[3]（図1）。肛門を温存できない場合には、S状結腸の断端で永久的ストーマを造設することとなる。

DATA
患者さんへの言い換え
➡ 子宮に発生するがん

表1 子宮がんの区分

	子宮頸がん	子宮体がん
発生部位	子宮頸部	子宮体部
おもな発症年代	30〜40代	閉経後の50歳代以降
おもな要因	ヒトパピローマウイルス感染	肥満、高血圧、糖尿病、未経産婦、ホルモンバランスの異常
初発症状	ほとんどない	不正性器出血
組織	扁平上皮がんが多い	腺がんが多い

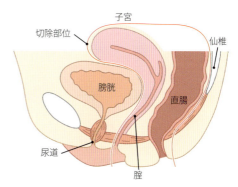

図1 後方骨盤内臓全摘術

"きくばり力UP" のぽいんと！　●他科との連携

子宮がんの治療でストーマを造設される際には、外科や泌尿器科など多数の科がかかわってくることになり、普段は見かけない医師や認定看護師と連携していくことになります。わからないことは質問し、あまり見ない処置があるときには積極的に参加するとよいでしょう。疾患や術式について予備知識をつけ、患者さんの情報を共有できれば、円滑なチーム医療が実現できます。

文献

1）日本婦人科腫瘍学会編．"CQ27照射野内再発に対して推奨される治療は？"．子宮頸癌治療ガイドライン．2017年度版．東京，金原出版，2017，155-8．
2）日本婦人科腫瘍学会編．"CQ28再発癌に対する手術療法の適応は？"．子宮体癌治療ガイドライン．2013年度版．東京，金原出版，2013，134-5．
3）河田健二ほか．"後方骨盤内臓全摘術"．合併症対策＆知っておきたい他科の手術手技．櫻木範明ほか編．東京，メジカルビュー社，2013，98-105，（OGS NOW，16）．

044 膀胱がん

(羽阪友宏)

■膀胱がんとは（図1～3）

膀胱内腔の尿路上皮ががん化したもので、無症候性肉眼的血尿や、血塊による膀胱タンポナーデ、尿路通過障害による腎機能低下などを起こしうる。筋層非浸潤性膀胱がん（図4）であればTUR-BT（経尿道的膀胱腫瘍切除術）、上皮内がんであればBCG（ウシ型弱毒結核菌）などの膀胱内注入療法を選択する。それらの治療が奏効せず、進展リスクの高い場合や、筋層浸潤性膀胱がん（図5）の場合は、膀胱全摘術が適応となる。

原則として、男性の場合は前立腺と尿道を合併切除し、女性の場合は子宮と腟前壁と尿道を合併切除する（図6、7）。膀胱全摘後の尿路変向として、尿管皮膚瘻、回腸導管（図8、9）、新膀胱などがある。前立腺部尿道への進展がなく、尿道再発のリスクが低ければ[1]、尿道を温存し、新膀胱が選択肢となりえる。

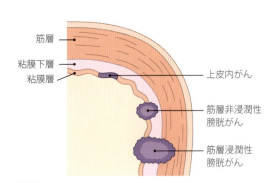

図1 膀胱がんT stage

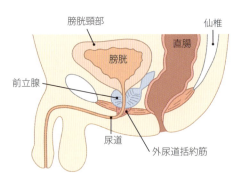

図2 男性尿路

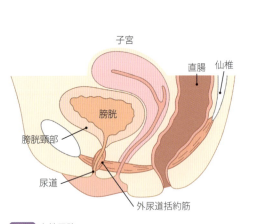

図3 女性尿路

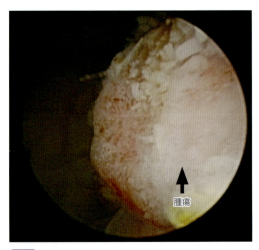

図4 膀胱鏡による画像
膀胱内腔に非乳頭状の膀胱がんが認められる。

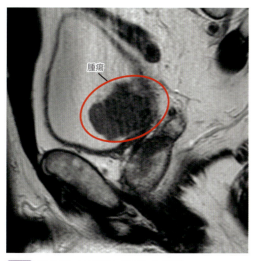

図5 MRI画像（T2強調画像WI、矢状断）
筋層浸潤性膀胱がん。

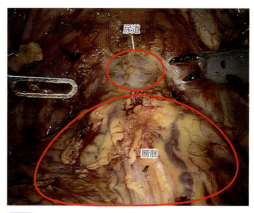

図6 術中写真（画面上が足側）
女性の膀胱全摘症例。画面中央に尿道。
それより下が膀胱。

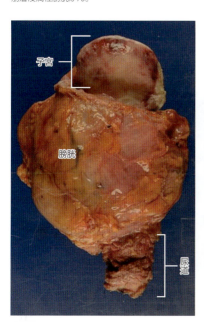

図7 摘出標本

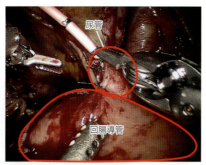

図8 術中写真
（回腸導管造設術）
尿管と導管を吻合している様子。
中央が尿管。下半分が回腸導管。

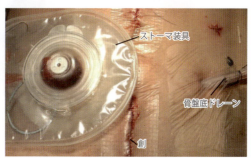

図9 術直後の腹部の様子

"イレギュラー対応力UP"のぽいんと！　●尿路ストーマから血尿が出たら

　膀胱がんの術後症例では、腎盂・尿管や温存した尿道で尿路上皮がんが発生する可能性があります。尿路変向後の患者さんで、肉眼的血尿が出現した場合は、尿細胞診や画像検査、内視鏡などで精査する必要がありますので、泌尿器科を受診するよう指導してください。

文献

1）山田幸央ほか．尿道摘除術．日本臨牀．75（増刊7），2017，218-21．

045 前立腺がん

（羽阪友宏）

■前立腺がんとは（図1、2）

前立腺の細胞ががん化したもので、多様な悪性度がある。局所での症状は乏しいが、排尿困難、尿閉、肉眼的血尿が起こりうる。PSA測定の普及から、PSA高値が診断の契機になることが多い。直腸診による硬結の有無も重要である。潜在がん（剖検にて判明するがん）が比較的多いとされ、治療の適応判断には、いまだ議論が多い。根治治療として、前立腺全摘術、小線源療法、外照射療法などがある。

ストーマ造設が必要となる状況としては、前立腺全摘術時に直腸損傷を合併した際の一時的ストーマや、前立腺全摘術後に尿路直腸瘻をきたした例[1]が報告されている。

DATA

用語＋α

PSA➡
前立腺特異抗原（prostate-specific antigen）の略。前立腺がんの早期発見にもっとも有用な検査値の一つ。

小線源療法➡
前立腺内にとどまるがんに対して、がんの治療をしながら正常組織をできるだけ残存させる治療の一つ。

外照射療法➡
放射線療法の一つ。

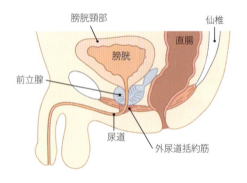

図1 男性骨盤内
MRIと同様の矢状断。膀胱・前立腺・尿道・直腸

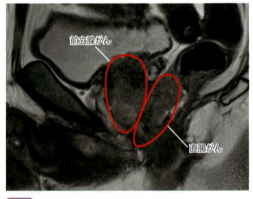

図2 MRI画像（T2強調画像WI、矢状断）
前立腺がんと直腸がんの重複がん。

"イレギュラー対応力UP"のぽいんと！　●PSAの評価

前立腺がんが原因でストーマが必要となる症例は、非常に悪性度が高い進行がんであると推察されます。前立腺がんの術後再発・再燃の評価として、PSAを測定しますが、悪性度が高いがん細胞の場合、PSAが低値であってもがんが進行している場合があります。疑わしい症状があれば受診を促し、定期的な画像検査の必要性について、指導しておく必要があります。

文献
1）小池宏ほか．前立腺全摘除後の尿路直腸瘻．臨床泌尿器．67(3)，2013，197-205．

046 出口症候群

(内野基)

■出口症候群とは

Outlet obstructionとよばれ、ストーマ出口での腸閉塞（便排泄障害）を意味する[1]。ストーマ出口閉塞といわれることもある。ストーマは腹壁を貫通するように腸管を挙上して造設されるが、その際に腹壁による締め込み、屈曲、ねじれなどが原因で排便不可能となり腸閉塞となる。ループ式回腸ストーマや腹腔鏡手術での造設例が多いとされているが、明らかな要因は不明である。ストーマからのカテーテル挿入で軽快する（図1）。

治療は前記のカテーテル挿入による貯留便の排出（図2）であるが、カテーテルによる腸管穿孔を起こしうるため、挿入、留置には注意が必要である。繰り返す場合にはストーマ再造設や、早期にストーマを閉鎖する場合もある[2]。

DATA

患者さんへの言い換え

➡ ストーマの出口で腸がねじれたり、締め込まれたりして便が出なくなる状態

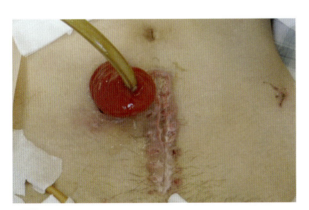

図1 ストーマ口からカテーテルを挿入したところ

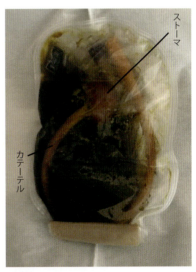

図2 カテーテルからの排液
診断と治療を兼ねたカテーテルの挿入によって多量に排液されている。

"イレギュラー対応力UP"のぽいんと！　●ストーマ装具選択時の注意

ほとんどがループ式回腸ストーマに起こり、カテーテル挿入によって軽快しますが、通常よりも水様便であることが多く、カテーテルの自然脱落も起こりやすく装具が剥がれやすいことに気を配る必要があります。キャップ式や逆流防止弁付きのストーマ装具が水様便の排出に便利な場合もありますが、これらの装具ではカテーテルの挿入が非常に難しくなります。排泄障害を繰り返す場合にはカテーテルを挿入しやすいように排泄口が大きく、逆流防止弁のついていない装具を選択したほうがよい場合があります。

文献
1) Shabbir, J. et al. Stoma complications: a literature overview. Colorectal Dis. 2010, 12(10), 958-64.
2) 内野基ほか. Loop ileostomy造設の工夫とoutlet obstruction予防効果. 日本大腸肛門病学会雑誌. 2011, 64(2), 73-7.

047 短腸症候群

（内野基）

■短腸症候群とは（図1）

Short bowel syndrome（SBS）ともいわれる。腸管が短くなり、水分や栄養素の吸収が障害される状態。下痢、脱水、低栄養、体重減少などを引き起こす。血栓塞栓症などの腸管大量壊死、クローン病による複数回手術によるものが多い。小腸長200cm以下でSBSとなるとの報告があるが、残存大腸の長さ、バウヒン弁温存の有無、残存腸管の吸収能により水分、栄養の吸収量は大きく異なるため、明確な腸管長は定義されていない[1]。

治療は栄養療法、止痢薬などの薬物療法あるいは在宅経静脈栄養療法が主となる。拒絶反応の問題があるが、小腸移植が行われる場合もある。近年では、テドグルチド（グルカゴン様ペプチド-2〔GLP-2〕）分泌促進用組成物が、腸粘膜増殖、消化吸収促進に効果がありSBSの治療に用いられているが、現段階では国内未承認である[2]。

DATA

間違えやすい用語
➡ 吸収不良症候群、小腸機能不全

患者さんへの言い換え
➡ 腸が短くなり、水分や栄養が吸収できなくなる状態

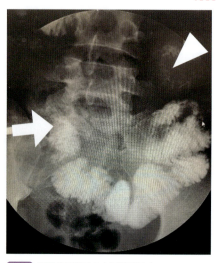

右上△がトライツ靱帯。小腸長は約100cmですぐにストーマ（左下矢印）から排泄される。

図1　短腸症候群での小腸造影検査

"イレギュラー対応力UP"のぽいんと！　●装具交換の頻度を下げる工夫

SBSの患者さんは多くは小腸ストーマの状態です。多量の水様便で、食事量、小腸長によっては排液量が5,000mLを超えることもあります。したがって皮膚障害予防はもっとも重要でしょう。水分、脂質不足で皮膚が乾燥している人も多く、装具交換時に適度な保湿が必要な場合もあります。排液が多いことで、ストーマ袋の容量が少ない場合には頻回の便排泄が必要となりますが、キャップ式排泄口の装具を用いて排液バッグに接続して交換頻度を下げればQOL改善に役立つでしょう。

文献

1）Uchino, M. et al. Risk factors for short bowel syndrome in patients with Crohn's disease. Surg Today. 2012, 42(5), 447-52.
2）Nørholk, LM. et al. Treatment of adult short bowel syndrome patients with teduglutide. Expert Opin Pharmacother. 2012, 13(2), 235-43.

048 （排便・排尿・性）機能障害

（内野基）

■（排便・排尿・性）機能障害とは

近年の直腸手術は肛門温存手術が主流となっている。しかし排便、排尿、性機能障害が出現しうる。

直腸は本来、便をためる臓器であるが、手術によって容量が減少すれば便回数が増加したり便意切迫の原因となったりする。また肛門括約筋レベルに手術操作が及ぶと、その筋力低下あるいは排便に関する感覚（便意、便屁識別能など）低下をきたし、漏便を起こしやすくなる。容量や括約筋機能が十分でも腸管の角度変化によって、十分に腹圧をかけることができず、1回での排便が不可能（短時間に複数回の排便が必要。不完全排便）となることもある。手術操作が肛門に近いほど障害が発生しやすい。これら排便症状を統合して低位前方切除症候群（Low anterior resection syndrome）とよぶことがある[1]。

また直腸周囲の骨盤内には膀胱や前立腺、精嚢腺があり、排尿や性機能（勃起、射精）にかかわる神経も直腸後方や側方を走行している。これらが障害されることで神経機能障害が出現しうる。それらの治療として、自己導尿や勃起改善薬を要することもある。

DATA

間違えやすい用語

➡ 排便障害……便失禁、低位前方切除症候群
➡ 排尿障害……神経因性膀胱

患者さんへの言い換え

➡ 便をためる直腸や、お尻を締める肛門括約筋が障害されて便が出にくくなったり、便意を感じにくくなったり、漏れたり、便回数が多くなったりします。便とおならの区別がしにくくなる場合もあります。
直腸の周囲には尿をためる膀胱、性機能に関係する前立腺、精嚢腺があり、尿が出にくくなったり、勃起や射精などの障害が出たりする場合があります。

"❶レギュラー対応力UP"の ぽいんと！ ●機能障害の患者さんへ伝えるべきこと

これらの障害でまず困ることは漏便による皮膚障害でしょう。皮膚炎の予防について話しておくとよいでしょう。術式にもよりますが、機能障害は徐々に改善する可能性があることを話しておくのも、受け入れの一助となるかもしれません。

文献

1) Jimenez-Gomez, LM. et al. Low anterior resection syndrome: a survey of the members of the American Society of Colon and Rectal Surgeons（ASCRS）, the Spanish Association of Surgeons（AEC）, and the Spanish Society of Coloproctology. Int J Colorectal Dis. 2016, 31 (4), 813-23.

049 マイルズ手術

（日月亜紀子）

■マイルズ手術とは

1908年、アーネスト・マイルズ氏が報告した術式で、腹部と会陰部の双方から直腸を切断し、永久的ストーマを造設する手術（腹会陰式直腸切断術）[1,2]（図1）[3]。APR（abdominoperineal resection of rectum）といわれることも多い。

肛門は切除され、縫合閉鎖される。排便は造設されたS状結腸の単孔式ストーマから排泄され、ストーマは永久的ストーマとなる。

直腸切断術には会陰式のほか仙骨式もあるが、仙骨式は術中の体位変換を必要とし手術が煩雑となるため、会陰式で行われることが多い。

DATA

間違えやすい用語

➡ ハルトマン手術 050

マイルズ手術では肛門は切除されているが、ハルトマン手術では肛門が残っている。

患者さんへの言い換え

➡ 肛門を含めて病巣を切除し、ストーマを造る手術

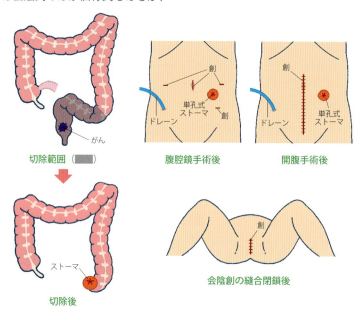

図1 マイルズ手術[3]

"きくばり力UP"のぽいんと！　●体重コントロールの大切さを説明する

　大腸がん手術の後に体重増加をきたすことが多いのですが、体重増加をきたすとストーマケアが困難になったり、傍ストーマヘルニアなどの合併症が出現したりすることがあります。患者さんに体重コントロールを心がけるように説明しましょう。

文献

1) ストーマ・排泄リハビリテーション学用語集．第3版．日本ストーマ・排泄リハビリテーション学会編．東京，金原出版，2015，57．
2) 板橋道朗．"消化管ストーマの適応と造設手術"．ストーマリハビリテーション 基礎と実際．第3版．ストーマリハビリテーション講習会実行委員会編．東京，金原出版，2016，42-4．
3) 中川正．ストーマ造設術．消化器外科ナーシング．22(2)，2017，13．

050 ハルトマン手術

(日月亜紀子)

■ハルトマン手術とは

1921年にアンリ・アルベール・ハルトマン氏が報告した術式で、直腸がんに対して、直腸を切除した後、吻合が可能でもあえて吻合せずに肛門側の直腸を閉鎖し、単孔式ストーマを造設する手術[1,2]（図1）[3]。広義では、S状結腸を切除する場合にも用いられている。また対象疾患もがんに限らず、憩室疾患や血管病変などによる直腸やS状結腸穿孔、腸管壊死などの良性疾患に対しても施行される。

ハルトマン手術の場合、肛門は温存されているため、理論的には、将来的にストーマ閉鎖術を行うことは可能である。

DATA

間違えやすい用語
⇒ マイルズ手術　049
ハルトマン手術では、肛門が温存されている。

患者さんへの言い換え
⇒ 肛門を温存したまま病変を切除し、ストーマを造る手術

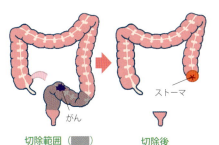
切除範囲（■）　　切除後

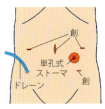
腹腔鏡手術後　　開腹手術後
●肛門部分に創はできません。

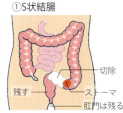
①S状結腸　②下行結腸

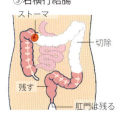
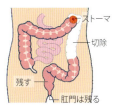
③右横行結腸　④左横行結腸

図1　ハルトマン手術[3]

"イレギュラー対応力UP"のぽいんと！　●縫合不全の可能性を忘れない

腸管吻合が行われていない手術ですが、直腸断端で縫合不全が生じる可能性があります。術後は、縫合不全の可能性を念頭に置いて観察を行いましょう。

文献

1) ストーマ・排泄リハビリテーション学用語集．第3版．日本ストーマ・排泄リハビリテーション学会編．東京，金原出版，2015，54．
2) 西口幸雄ほか．"消化管ストーマの適応と造設手術"．ストーマリハビリテーション 基礎と実際．第3版．ストーマリハビリテーション講習会実行委員会編．東京，金原出版，2016，50-1．
3) 中川正．ストーマ造設術．消化器外科ナーシング．22(2)，2017，14．

051 低位前方切除術

（登千穂子）

■低位前方切除術とは

直腸は、口側から直腸S状部（RS）、上部直腸（Ra）、下部直腸（Rb）、肛門管（P）の4つの部位に分けられる。従来、肛門に近い下部直腸がんに対しては、腹会陰式直腸切断術（マイルズ手術）が標準術式として行われてきたが、吻合器具の発展などによって肛門温存手術が普及した。

現在、低位前方切除術（Low anterior resection〔of rectum〕：LAR／図1[1]）は、下部直腸がんの手術においてもっとも多く行われている肛門温存術式で、腹膜反転部より肛門側の高さで直腸を切離し、結腸と直腸を吻合する手術である。

DATA

間違えやすい用語
→ 腹会陰式直腸切断術（マイルズ手術） 049

患者さんへの言い換え
→ 直腸下部で結腸と直腸をつなぐ術式

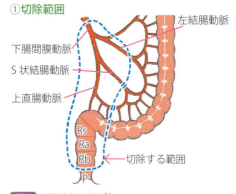

①切除範囲

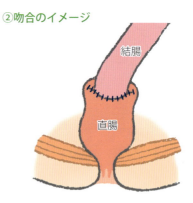

②吻合のイメージ

図1 低位前方切除術[1]

"イレギュラー対応力UP"のぽいんと！ ●吻合部位が肛門に近い場合

腸管吻合部位が肛門に非常に近いときは、吻合部の安静のために一時的ストーマを造設することがあります。そのため術前にストーマサイトマーキングを要する場合があります。

文献

1) 前原律子ほか．"直腸低位前方切除術"．OPE nursing．33(7)，2018，45．
2) 清松知充ほか．"低位前方切除"．knack & Pitfalls 大腸・肛門外科の要点と盲点．第3版．幕内雅敏監修．杉原健一編．東京，文光堂，2014，197-201．

052 ISR

(登千穂子)

■ISRとは

括約筋間直腸切除術（Intersphincteric resection〔ISR〕、図1）とよばれ、肛門に近い下部直腸がんの手術における肛門温存術式の一つ[1]。内外肛門括約筋間に入って、内肛門括約筋を切除しつつ直腸を切除、経肛門的に結腸肛門吻合を行う手術である。

内肛門括約筋の切除程度によって3つに分類される。内肛門括約筋をすべて切除する手術をtotal ISR、大部分の内肛門括約筋が切除される手術をsubtotal ISR、一部の内肛門括約筋が切除される手術をpartial ISRという。

DATA

間違えやすい用語
➡ 低位前方切除術　051

患者さんへの言い換え
➡ 肛門括約筋を一部切除してつなぐ術式

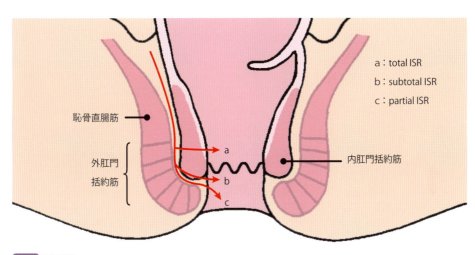

図1　ISR分類

"イレギュラー対応力UP"のぽいんと！　●吻合部の安静が必要な場合①

吻合部の安静のために一時的ストーマが造設されることが多く、術前にストーマサイトマーキングを要することがあります。

文献
1) 伊藤雅昭ほか．"腹腔鏡下内肛門括約筋低位前方切除"．下部消化管の腹腔鏡下手術．渡邊昌彦編．東京，メジカルビュー社，2010，88-106，（OS NOW，9）．
2) 伊藤雅昭．下部直腸癌外科治療における国内外の変遷と今後の展望．日本臨床外科学会雑誌．79(8)，2018，1583-96．

053 IRA・IAA・IACA （登千穂子）

■IRA・IAA・IACAとは

大腸亜全摘術後の再建術式の一つに回腸直腸吻合術（ileorectal anastomosis〔IRA〕、図1）がある[1]。これは口側を回腸末端で切離し、肛門側を上部直腸で切離して、回腸と直腸を吻合する術式である。

また、大腸全摘後の再建術式の一つに回腸嚢肛門吻合（ileal pouch-anal anastomosis〔IPAA〕）がある。これは吻合部位と方法によって回腸肛門吻合術（ieoanal anastomosis〔IAA〕）と回腸嚢肛門管吻合術（ileoanal canal anastomosis〔IACA〕）に分けられる。

IAAは回腸末端に形成した回腸嚢と肛門の歯状線以下の部位とを吻合する再建術式で、IACAは回腸末端に形成した回腸嚢と外科的肛門管とを吻合する術式である（図1）。

DATA

間違えやすい用語
➡ 回腸ストーマ　004

患者さんへの言い換え
➡ 大腸を全摘し、小腸と肛門をつなぐ手術

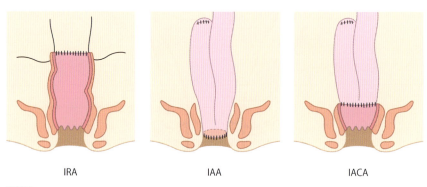

図1　潰瘍性大腸炎に対する腸管再建術の種類

"イレギュラー対応力UP"のぽいんと！　●吻合部の安静が必要な場合②

IRAの術後、吻合部の安静のため、吻合部より口側の回腸に一時的ストーマが造設される場合があります。

文献

1) 荒木俊光ほか．回腸肛門吻合．surgery：臨床雑誌．76(3)．2014，240-4．
2) 板橋道朗ほか．"潰瘍性大腸炎に対する回腸直腸吻合術，および大腸全摘・回腸人工肛門造設術"．日本大腸肛門病学会雑誌．58(10)，2005，874-78．
3) 石田秀行．"家族性大腸腺腫症の外科治療"．knack & Pitfalls 大腸・肛門外科の要点と盲点．第3版．幕内雅敏監修．杉原健一編．東京，文光堂，2014，298-303．

054 骨盤内臓全摘術

(内間恭武)

■骨盤内臓全摘術とは

骨盤内臓全摘術は、直腸がんが骨盤内前方臓器に浸潤していることが疑われる場合に適応になる。

通常の骨盤内臓全摘術（total pelvic exenteration：TPE／図1[1]）では、直腸・肛門・膀胱とともに泌尿器科系（前立腺・精嚢）・婦人科系（子宮腟付属器）臓器をすべて切除し、S状結腸ストーマ造設と尿路変向術（尿管皮膚瘻、回腸導管）が行われる。

一方、肛門を温存し、ほかの骨盤臓器をすべて切除する括約筋温存・骨盤内全摘術（sphincter preserving pelvic exenteration：SP-PE）は、尿路変向術は行うが、結腸肛門吻合を行うため、ストーマは造設しない。

さらに、仙骨を合併切除する仙骨合併切除骨盤内臓全摘術（TPE with sacral resection：TPES／図2[1]）もある[2,3]。手術には消化器領域のみならず、泌尿器科・婦人科・整形外科領域にも精通した骨盤手術チームであたる。

DATA

間違えやすい用語
→ マイルズ手術　049

患者さんへの言い換え
→ 骨盤の中の臓器をすべて取り切ります。尿と便の新しい排泄口を2つ造ります。

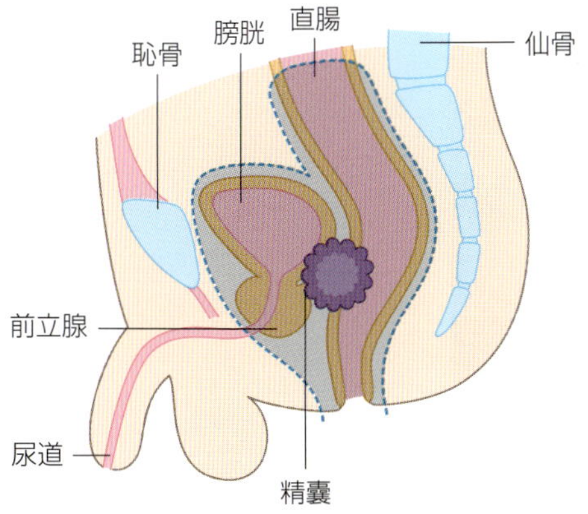

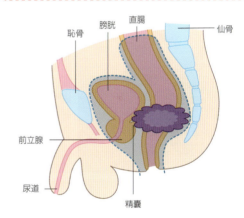

図1　TPE[1]
紫色の部分ががん。青線が切除ライン

図2　TPES[1]

"きくばり力UP"のぽいんと！　●術後の精神的ケア

骨盤内臓全摘術が必要な場合は手術に対する根治性は高いです。しかし直腸切断術に比べると手術時間や出血量が増加し、術後合併症の頻度が上がり、後遺症の程度が重くなります。

患者さん・家族は、大きな手術を受けることや、結腸ストーマ造設と尿路変向の2つが行われることによる精神的負担が大きくなります。スタッフとして精神的ケアや配慮が必要になります。

文献

1) 井上透. 骨盤内臓全摘術＋ダブルストーマ造設術. 消化器外科ナーシング. 22(3), 2017, 38.
2) 山田一隆ほか. IV直腸・肛門の手術　5.骨盤内臓全摘術に必要な局所解剖. 臨床雑誌外科. 74(12), 2012, 1347-51.
3) 上原圭介ほか. 直腸癌局所再発に対する外科的アプローチの要点. 臨床外科. 69(10), 2014, 1180-6.

055 ストーマ閉鎖術

(内間恭武)

■ストーマ閉鎖術とは（図1）

一時的ストーマは、低位前方切除術や大腸全摘術の吻合部の安静を図る目的や、クローン病、複雑痔瘻、フルニエ症候群などに対し、直腸肛門の炎症を抑える目的で造設される。

通常は最初の手術から一時ストーマ造設後、3〜6カ月でストーマ閉鎖する。ストーマを閉鎖する手術の際に正中の手術瘢痕を再切開することはなく、ストーマ周囲を円状に皮膚切開して開腹し、回腸や横行結腸で造設された一時的ストーマ（双孔式ストーマ）の口側と肛門側の腸管吻合を行う[1]。

ストーマ閉鎖後の創部は感染しやすいため、腹壁（腹直筋筋膜）を縫合した後、環状縫合を行う。局所陰圧閉鎖療法を行う場合もある。

DATA

間違えやすい用語
➡ ストーマ造設

患者さんへの言い換え
➡ ストーマをなくして肛門から便が出るようになります。

用語＋α
➡ フルニエ症候群
会陰部や外陰部に生じる、急性壊死性筋膜炎。

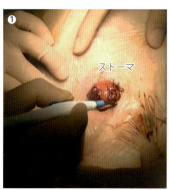
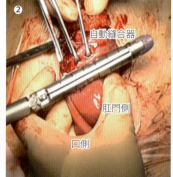
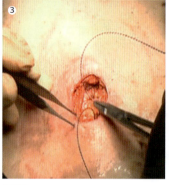
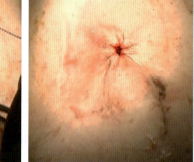

ストーマの周囲を切開し、開腹（①）。腸管の口側と肛門側を、自動縫合器で機能的端々吻合（手縫い縫合をする場合もある）し、閉腹する（②③）。皮膚・皮下の感染予防のために環状縫合を行う（④）。

図1 ストーマ閉鎖術

"きくばり力UP"のぽいんと！

●術後説明のポイント
患者さん・家族は、ストーマ閉鎖術の術後は肛門からの排便に戻るので喜ばれますが、数カ月ぶりに排便するので、排便異常（頻回に排便）や便失禁する場合があることを説明してください。

文献

1）長谷川博俊ほか．人工肛門造設術．小腸・結腸外科標準手術 操作のコツとトラブルシューティング．渡邊昌彦編．東京，メジカルビュー社，2009，36-47．

056 回腸導管造設術

(上川禎則)

■回腸導管造設術とは

1950年、Brickerらによって考案された非禁制型の尿路変向術。ストーマは、基本的には腸管の蠕動運動を考えて右下腹部に作成される。

まず、回腸末端部の約15～20cmを遊離（図1）する。次に導管の口側に尿管を吻合する。尿管と導管の吻合方法には、Nesbit法やWallace法がある。尿管導管吻合後、導管の肛門側を腹腔内から腹直筋を通して腹壁に出す（図2）。導管を反転させてニップル状にして真皮と縫合し、ストーマを作成後、創部を閉じる。

最近では開腹手術[1]以外に、腹腔鏡手術（ロボット支援下手術）[2]、ミニマム創手術[3]など、創部の小さな侵襲の少ない手術が行われている。

DATA

間違えやすい用語

➡ 回腸ストーマ造設術
回腸にストーマを造設する手術のこと。

患者さんへの言い換え

➡ 腸を使って尿を出すための孔を造る手術

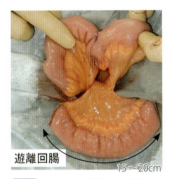

図1 回腸からの導管部の遊離

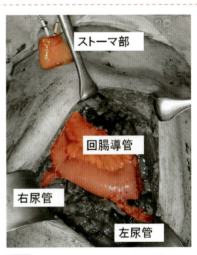

図2 尿管の吻合後、回腸導管を腹壁に出したところ

"きくばり力UP"のぽいんと！ ●術直後の留置カテーテル管理の注意点

回腸導管造設術の手術直後には、通常、腎盂から回腸導管までカテーテルが留置され、術後しばらく留置されます。このカテーテルには腸粘液が付きやすく、カテーテルの閉塞を起こしやすいので、毎日のケアの際に取り除いてください。また、尿の逆流による腎盂腎炎を予防するため、カテーテル先端は、ストーマ袋の逆流防止弁より上方に置くように注意してください。

文献

1) 植月祐次ほか. "回腸導管造設術（開放手術）". 尿路変向・再建術. 中川昌之編. 東京, メジカルビュー社, 2010, 70-9, （新Urologic Surgeryシリーズ, 6）.
2) 三股浩光ほか. "腹腔鏡下膀胱全摘徐後の回腸導管造設術". 前掲書1). 80-4.
3) 木原和徳. "回腸導管造設術（ミニマム創手術）". 前掲書1). 85-93.

057 尿管皮膚瘻造設術

（上川禎則）

■尿管皮膚瘻造設術とは

　尿管を直接体表（腹壁）に吻合してストーマとする尿路変向。腸管を用いないので手術侵襲が少なく、手術時間が短い利点がある[1]。確保できる尿管の長さによって、左右の尿管をそれぞれ両側の前腹部に出し2つのストーマを造る方法（両側尿管皮膚瘻）と、両側の尿管を一側にまとめてストーマとする方法（一側尿管皮膚瘻）がある。

　皮膚瘻は出口（ストーマ部）が狭窄しやすいので、広川法（図1）や豊田法（図2）などの尿管皮膚吻合が考案されており、可能な限りチューブのないストーマ（チューブレス化）にする。それでも、ストーマ部が狭窄する場合には、尿管内に尿管ステントや腎盂カテーテルが留置される（図3）。

DATA

患者さんへの言い換え
➡ 尿管を膀胱から切断し、直接お腹に出してストーマにする手術

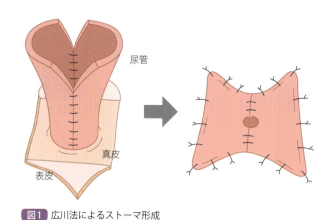

図1 広川法によるストーマ形成

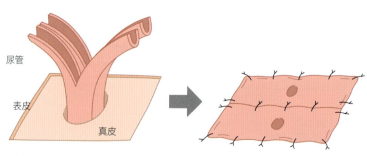

図2 豊田法によるストーマ形成

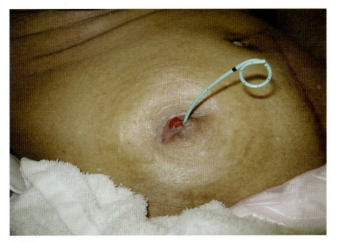

図3 尿管内にステントが留置された尿管皮膚瘻

"きくばり力UP"のぽいんと！　●尿管ステントの自己抜去に注意

術後ストーマに尿管ステントが留置されている（図3）場合には、ステントの抜去や閉塞に気を付けましょう。とくにストーマ装具の交換時に、ステントをひっかけて抜いてしまうことがあります。ステントの皮膚から出ている長さを記録しておきましょう。人為的に尿路を作成した腎瘻と違い、尿管皮膚瘻は自然な尿路（尿管）を利用しているので、もしステントが抜けても再挿入できることが多く、あわてる必要はありません。

文献

1) 寺井章人. "尿管皮膚瘻造設術（開放手術）". 尿路変向・再建術. 中川昌之編. 東京, メジカルビュー社, 2010, 54-63, (新Urologic Surgeryシリーズ, 6).
2) 大石賢二. "尿路ストーマの分類と各術式の利点、欠点、標準的造設術式". ストーマリハビリテーション 実践と理論. ストーマリハビリテーション講習会実行委員会編. 東京, 金原出版, 2006, 68-73.

MEMO

ストーマ装具の種類と部位

ストーマ装具の種類と部位　ストーマ袋の特徴

058　固定型袋

（加藤裕子）

■ **固定型袋とは**（図1）

　単品系装具で面板全面が袋と接合しているもの[1]（ベタバリ型装具）を指す。1965年に国内で初めて開発されたストーマ用装具「ラパック®」に代表されるストーマ装具の形。ポリエチレンの袋や粘着剤によって皮膚障害を起こしやすいが、安価で経済性に優れている。

　現在の単品系装具のほとんどが浮動型袋 059 となっているが、20〜30年以上前にストーマ造設した患者さんが、造設時から現在まで継続して固定型袋を使用している場合も少なくない。

DATA

間違えやすい用語
➡ 固定型フランジ

患者さんへの言い換え
➡ ストーマ袋に面板全面が接着
面板全面がストーマ袋に接着している単品系装具

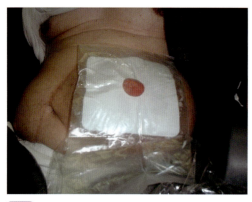
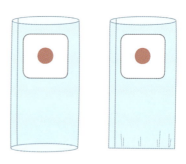

図1　固定型袋

"**イレギュラー対応力UP**"の**ぽいんと！**　● メリット・デメリットを理解して対応する

　外来や病棟で固定型袋を使用している患者さんに遭遇したときのために、装具のメリット・デメリットをしっかりと理解しておきましょう。装具を無理に変更するのではなく、継続して装具を使用することによる皮膚への影響やQOLの低下がないかを十分にアセスメントして、セルフケア指導を進めることが重要です。

　皮膚障害や排泄物の漏れなどの問題が起こっている場合には、受け入れが可能な装具変更の方法を少しずつ進めていきましょう。

文献

1) 安田智美. "ストーマ用品の分類". ストーマリハビリテーション 基礎と実際. 第3版. ストーマリハビリテーション講習会実行委員会編. 東京, 金原出版, 2016, 96-8.
2) 柴﨑真澄. "ストーマ用品". ストーマリハビリテーション 実践と理論. ストーマリハビリテーション講習会実行委員会編. 東京, 金原出版, 2006, 123-7.

059 浮動型袋

(加藤裕子)

■浮動型袋とは（図1）

単品系装具（面板とストーマ袋が一体となった装具）で、袋が面板ストーマ孔の辺縁部分でのみ接合しているもの[1]を指す。面板が腹部に追従しやすく、固定型袋に比べて、袋の中に排泄物がたまっても重みによって面板の外縁が引っ張られにくい。

現在、尿路用のストーマ装具を含めて単品系装具のほとんどが浮動型袋の形で作られている。

DATA

間違えやすい用語
- 浮動型フランジ　085
- 単品系装具　079

患者さんへの言い換え
- 面板の穴あけ部周囲でのみ袋と接着している単品系装具

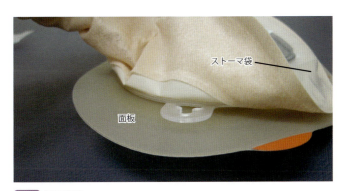

図1　浮動型袋

"クオリティUP"のぽいんと！　●面板の形状によるメリット・デメリット

単品系装具の浮動型袋のうち、平面型の装具は面板が軟らかく腹部に追従するため、装着中の違和感が少なく、目立ちにくいといったメリットがあります。その反面、ストーマに高さがなかったり周囲にしわがあると装具が密着せず、漏れやすくなってしまいます。このようなときは凸面型装具やストーマベルトなどを使用して、装具をストーマ周囲の皮膚に密着させるようにすると排泄物が漏れにくくなります。

文献

1）安田智美. "ストーマ用品の分類". ストーマリハビリテーション 基礎と実際. 第3版. ストーマリハビリテーション講習会実行委員会編. 東京, 金原出版, 2016, 96-8.

060 嵌（は）め込（こ）み式装具　　（西野幸子）

■嵌め込み式装具とは

フランジが面板に固定されており、ジップロック®のように面板とストーマ袋のフランジを合わせて嵌め込む（嵌合する）装具である[1]。

フランジには固定型と浮動型があり、腹壁が平坦であれば固定型を選択する。固定型は腹部に力を入れて、上から押さえて袋を嵌める。腹壁が突出している場合やストーマ脱出がある場合は、浮動型を選択する。浮動型は面板と袋の間に指を滑り込ませ、挟むように全周を順番に嵌めていく（図1）。

DATA

間違えやすい用語
➡ ロック式装具　061

患者さんへの言い換え
➡ 面板の溝を押さえながら嵌めていく装具

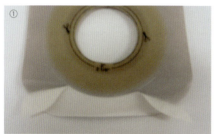
①面板のシールを剝がす。

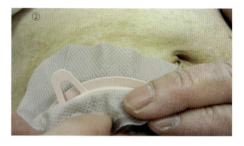

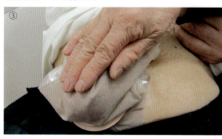

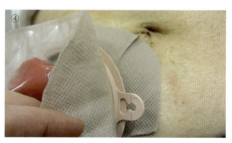
②〜④きちんと嵌まっているか全周を確認する。

図1 嵌め込み式装具の装着

"イレギュラー対応力UP"のぽいんと！　●臭いが漏れたときの対応

装具の周囲から臭いを感じたら、嵌合ができていない部分があると思われます。嵌めなおすか、一周、上から順にしっかりと合わせるようにしましょう。

"クオリティUP"のぽいんと！　●装着時の確認

ストーマ袋の装着を確認するときは、必ず袋を上げてみて、外れていないかの確認をしましょう。

文献

1）小川恵子. "フランジ". カラー写真で見てわかるストーマケア. 大村裕子編. 大阪, メディカ出版, 2006, 70-1.

061 ロック式装具

（西野幸子）

■ **ロック式装具とは**（図1）

ロック式には、ロック機構が面板のフランジについている装具と、ストーマ袋のフランジについている装具の2種類がある。面板とストーマ袋がロックされるため、比較的軽い力で嵌め込んでからロックがかけられるという特徴がある（図2）。面板に固定されるロック式の場合、押して嵌めるときに力が必要だが、嵌め込みやすくて外れにくく、少しの力で簡単に嵌め込んだ後にロックをかけることができる[1]。患者のADLによってロックの部分を選択し、ロック機構が外れないような注意が必要である。

ロックをかける前は、袋の位置を動かすことができるので、立位、臥位で袋の位置の調整が可能である。

DATA

間違えやすい用語
→ 嵌め込み式装具　060

患者さんへの言い換え
→ 大きい輪に小さい輪を嵌め込み、大きい輪をしめて外れないようにする機能のついた装具。

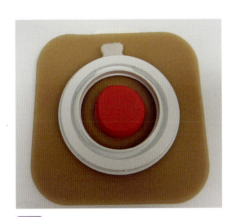

図1 ロック式装具

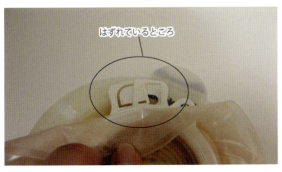
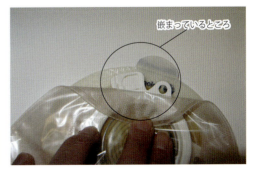

図2 ロック機構（はずれているところと嵌まっているところ）

"イ レギュラー対応力UP"の ぽいんと！　　●ロック機構がカチッと音がしないとき

　ロック機構がカチッと音がしないときは一度、袋を外して、溝が合っているかを確認し、再度、ロック機構を使いましょう。

"ク オリティUP"の ぽいんと！　　●ロック機構の位置

　座り込み動作のときにロック機構が0時方向にあると、外れてしまうことがあります。患者の腹壁のたるみや日常生活動作を確認して、ロック機構がどの部分にくるのが快適かを一緒に確認しましょう。おすすめはベルト穴の上で10時方向あたりにロック機構がくる状態です。

"き くばり力UP"の ぽいんと！　　●ロック機構は丁寧に扱う

　メーカーによってロック機構の形状が違い、無理に袋を外そうとすると破損することがあります。不明な場合、カタログなどで扱い方を確認しましょう。

文献

1）山本由利子．"フランジ"．ストーマケア実践ガイド．松原康美編．東京，学研メディカル秀潤社，2013，105．

MEMO

062　粘着式装具

(西野幸子)

■粘着式装具とは

粘着式は粘着剤で貼り合わせる装具のことを指す。袋に粘着シートが付いており、面板のディスク部分に貼り合わせる（図1、2）。粘着式は接合部分が比較的軟らかいので、単品系装具のように使用することができる。接合に力はほとんど必要ないため[1]、巧緻性が低下している場合や抗がん剤治療による手足症候群、爪囲炎、しびれなどがある場合に選択する。

傍ストーマヘルニア、太鼓腹のように、ストーマ周囲が突出している場合に適している。また、尿路ストーマの尿管ステント留置中であれば、交換時にストーマ袋を容易に剥がすことができ、再装着ができる利点がある。

DATA

間違えやすい用語
➡ 外周テープ付き面板　082

患者さんへの言い換え
➡ 袋に粘着シートが付いていて、面板には貼り直し可能なディスクがある装具

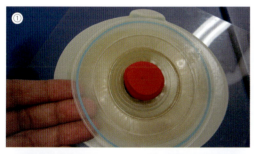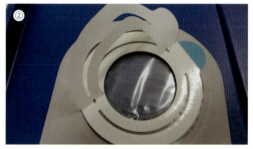
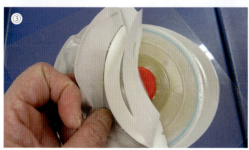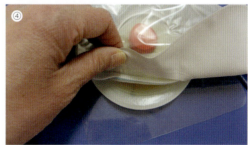

図1　粘着式装具の貼り方
①面板をストーマに貼ったところ、②ストーマ袋の粘着面のライナーを剥がすところ、③ストーマ袋を面板のディスクに貼っているところ、④装着終了

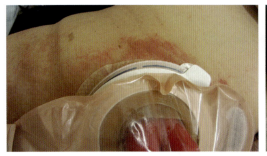 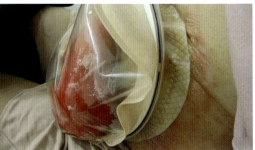

図2 ストーマにフランジが当たらないか確認

"イレギュラー対応力UP"のぽいんと！

●袋の貼付位置

　ディスクに対して袋の位置合わせが極端にずれていると排泄物が漏れる可能性があります。漏れを発見したら、まず袋の貼付位置を確認しましょう。

"クオリティUP"のぽいんと！

●貼り方のコツ①

　ストーマ袋側の粘着面のライナーを外すときに、一度に全部外してしまうのではなく、粘着面どうしがくっつかないようにライナーを半分残しておき、装着してから残りを剥がしましょう。そうすると、しわにならずにきれいに貼れます。

●貼り方のコツ②

　粘着面であるディスクが汚れていないかを確認してから装着しましょう。

文献

1) 山本由利子．"フランジ"．ストーマケア実践ガイド．松原康美編．東京，学研メディカル秀潤社，2013，105.

063 入浴用装具

（岩下明美）

■入浴用装具とは（図1、2）

公衆浴場や温泉などの公共の場で裸になったときに、周りの人から見てもコンパクトで目立たない装具である。しかし、日常的な入浴を行うときに使用するものではない[1]。入浴用装具は種類が少なく、すべてのメーカーから販売はされていない。尿路用の入浴用装具は1社だけの販売である。

DATA

間違えやすい用語
➡ 入浴用ストーマ袋

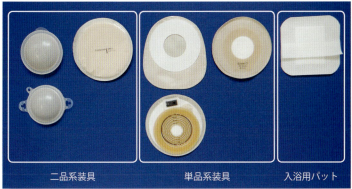

図1 消化管ストーマ用（二品系装具／単品系装具／入浴用パット）

図2 尿路ストーマ用

ストーマ装具の種類と部位

"きくばり力UP"のぽいんと！ ●公共の場での入浴時のマナーと楽しみ方

公衆浴場や温泉などの公共の場で、必ず入浴用の装具や入浴用シートを使用しなければいけないというルールはありません。しかし、公衆浴場や温泉などの公共の場では、必ず装具を装着して入浴することや、装具交換などは絶対に行わないことがマナーです。これらのことは絶対に守っていただくように説明します。

入浴用具を使用しない場合の入浴時の工夫点として、入浴前に排泄物を出して、消化管用ストーマ袋や尿路用ストーマ袋を二つ折りにコンパクトにし、テープで固定すると目立たなくなります。またそれ以外には、消化管用ストーマ袋や尿路用ストーマ袋をタオルで隠し、ストーマがあるほうを壁側にすることで、ほかの人からは見えにくくなります。

温泉では食事時間などに時間をずらして入浴すると、人が少なくゆっくり入浴ができます。温泉はゆっくり楽しみたいという場合は、家族風呂を使用することも温泉を楽しむ工夫の一つです。

文献
1）山本由利子. "開放式ストーマ袋と閉鎖式ストーマ袋". 消化器外科ナーシング. 23(2), 2018, 46.

064 採便袋

（岩下明美）

■採便袋とは

ストーマにつけて排泄物（便）を収集する袋のこと（図1～4）。ストーマ袋のほとんどは3～5層（塩化ビニリデン、エチルビニルアセテートやポリエチレン）に重ね合わせていて、完全に密閉していれば排泄物がたまっても臭いが漏れることはない。しなやかで軟らかいため、装具のこすれる音も出にくくなっている[1]。

DATA

間違えやすい用語
➡ 採尿袋　065

患者さんへの言い換え
➡ 便をためる、腸の代わりをしてくれる袋[2]

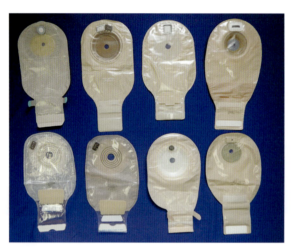

図1　採便袋（透明）

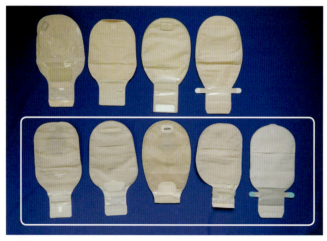

図2　採便袋（肌色・灰色。下側は中が見ることができる窓が付いている）

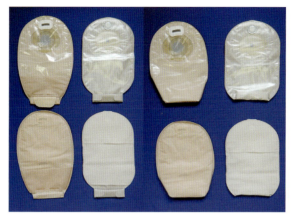

図3 閉鎖型のようにコンパクト
排泄口を収納してコンパクトにする。

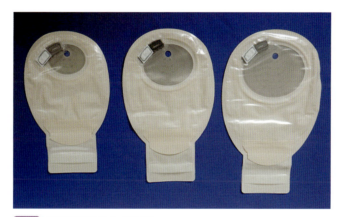

図4 3種類採便袋のサイズ展開

> **"きくばり力UP"のぽいんと!** ●患者さんの好みにあわせた採便袋の選択（図1～4）
> 　排便の色が気になる患者さんへは、最初から袋の上に肌色や灰色、白色のカバーが付いて、袋の中が見えないようになっている採便袋を使用するのも一つの方法です[3]。装具によっては、ストーマや排便を観察する窓が付いている装具もあります。また、消化管用ストーマ袋によっては、袋が小さいサイズ、普通サイズ、大きいサイズを展開している装具もあります[3]。装具によっては排出口を収納し、コンパクトにできる装具もあります。患者さんの好みに応じて選択することも大切なことです。

文献

1) ストーマリハビリテーション基礎と実際. 第3版. ストーマリハビリテーション講習会実行委員会編. 東京, 金原出版, 2016, 96-8, 292.
2) 秋山結美子. ストーマ装具って何. 消化器ナーシング. 24(2). 2019, 21.
3) 中西由香. ストーマ袋の種類. 消化器外科ナーシング. 22(2). 2017, 23.

065 採尿袋

(岩下明美)

■採尿袋とは

　ストーマにつけて排泄物（尿）を収集する袋のことである。ストーマ袋のほとんどは3～5層（塩化ビニリデン、エチルビニルアセテートやポリエチレン）に重ね合わせていて、完全に密閉していれば排泄物がたまっても臭いが漏れることはない。しなやかで軟らかいため、装具のこすれる音も出にくくなっている[1]。

　尿路用ストーマ袋は、尿を排出しやすいように排出口が細い管状になっている（図1～4）。尿がたまった状態だと、尿のたまった音が少しする。

DATA

間違えやすい用語
➡ 採便袋　064

患者さんへの言い換え
➡ 膀胱の代わりに尿をためてくれる袋

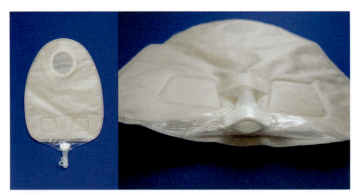

図1　細い管状の排出口

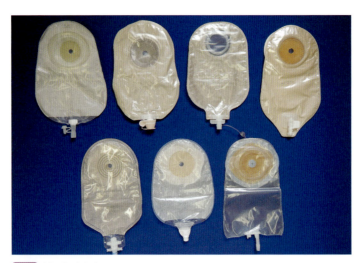

図2　採尿袋（透明）

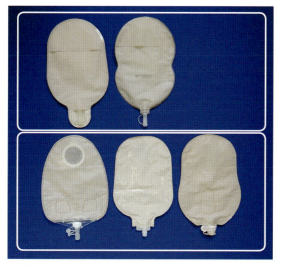

図3 採尿袋（肌色。上側は単品系装具。下側は二品系装具）

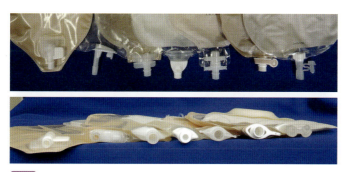

図4 排出口が細長い管状になっている

> **"きくばり力UP"のぽいんと！** ●患者さんの好みにあわせた採尿袋の選択
>
> 排尿の色が気になる患者さんへは、最初から袋の上に色のついた肌色のカバーがついて、袋の中が見えないようになっている採尿袋を使用するのも一つの方法です[2]。しかし、尿路用ストーマ袋はカバーがついている装具が限られているので、消化管用ストーマ袋のように患者さんの好みに応じて選択することができない不便さがあります。装具によっては排出口を収納し、コンパクトにできる装具もあります。

文献

1） ストーマリハビリテーション基礎と実際．第3版．ストーマリハビリテーション講習会実行委員会編．東京，金原出版，2016，96-8，292．
2） 中西由香．ストーマ袋の種類．消化器外科ナーシング．22(2)，2017，23．

066 閉鎖型装具

(鎌田直子)

■閉鎖型装具とは（図1）

消化管用ストーマ袋の構造の分類のうちの一つで便排出口のないストーマ袋である（closed-ended bag）。灌注排便法との併用や入浴時など、1日1回以下の便の排出で十分な排便パターンの場合に使用され、便を排出する際は装具も交換する必要がある。[1]、[2]

閉鎖型装具にはガス抜き・脱臭フィルターが内蔵されている場合が多い。[1] 皮膚保護剤は比較的粘着力の弱いものが使用されている。

DATA

患者さんへの言い換え
➡ 便の出し口がないストーマ袋

用語＋α
➡ 灌注排便法
ストーマから微温湯を注入して、排便させる排便法。

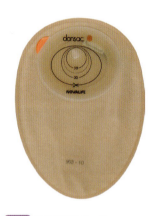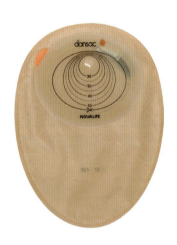

図1 閉鎖型装具の一例
（画像提供：株式会社ホリスター）

"きくばり力UP"のぽいんと！ ●コストやケアの負担も検討の材料に

開放型装具と比較して、経済的負担が大きくなります。メディカルソーシャルワーカー（MSW）などとも連携して、開放型装具を使用する場合のコストやケアの負担を比較して検討しましょう。閉鎖型装具は便を排出する際は装具交換が必要なためストーマ装具の剥離頻度が高くなります。愛護的なケアを心がけましょう。

文献

1）安田智美．"ストーマ装具の分類と特徴"．ストーマリハビリテーション 基礎と実際．第3版．ストーマリハビリテーション講習会編．東京，金原出版，2016，96-9．
2）木下紗智子．"装具の選択（単品系・二品系・閉鎖型・開放型・凸面装具の選択）"．実践ストーマ・ケア．穴澤貞夫編．東京，へるす出版，2000，93-102．

067 開放型装具

(鎌田直子)

■開放型装具とは（図1）

消化管用ストーマ袋の構造の分類のうちの一つで、便排出口のあるストーマ袋である（open-end bag）。上部開放式（with a top opening／図2）と下部開放式（with a bottom opening）、さらに上下ともに開放している上下部開放式装具（図3）がある。

便がたまったら排出口からそのつど排出する。下部開放式の排出口は手が入るほどの広いものから、便排出後の処理がしやすいように狭くなっているものまであり、クリップやワイヤーなどの排出口閉鎖具が必要な閉鎖具分離型と、排出口閉鎖具がストーマ袋に付帯している閉鎖具一体型 070 がある[1]。

現在では（下部）開放式装具の長期装着が標準的な使用法となっている。

DATA
患者さんへの言い換え
➡ 便の出し口のあるストーマ袋

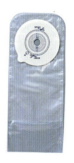

図1 術直後用開放式装具の一例
（画像提供：コンバテック ジャパン株式会社）

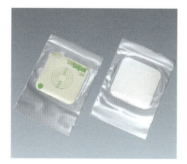

図2 上部開放式装具の一例

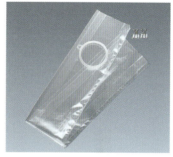

図3 上下部開放式装具の一例

（図2、3 画像提供：アルケア株式会社）

●クオリティUPのぽいんと！ ●術直後に使用する下部開放式装具のメリットを理解する

下部開放型の装具として、排出口に手が入るほど排出口が広いものや、袋が長くなっているものが術直後用として使用されることがあります。ストーマ袋が長く、便排出が創から離れた位置で臥床したまま行えます。袋に手を差し入れて、浮腫があるストーマやマッシュルーム型ストーマに対しての粉状皮膚保護剤の散布ができたり、ストーマ支持棒（ループ式ストーマで、腸の間膜付着部を皮膚の高さに保つ棒のこと。ロッドやネラトンカテーテルなど）が挿入されているストーマの装具交換が容易になります[2]。

文献
1）安田智美. "ストーマ装具の分類と特徴". ストーマリハビリテーション 基礎と実際. 第3版. ストーマリハビリテーション講習会編. 東京, 金原出版, 2016, 96-9.
2）笹井智子ほか. "ストーマ装具の選択基準と判断". ストーマケア. エキスパートの実践と技術. 日本ET, WOC協会編. 東京, 照林社, 2007, 68-71.

068 キャップ式装具

(古賀亜由美)

■キャップ式装具とは（図1）

消化管用ストーマ袋の一つであり、便排出口の形状が、太い筒状になっている開放型袋である。便排出口の形状が、太い筒状で先端にキャップ式の便排出口がついていることから、排泄物の性状が水様便〜泥状便の場合に用いる[1]。

便排出口の形状が太い筒状でキャップ式の装具はイレオストミー用（回腸ストーマ用）とよばれ、ストーマ袋の容量が大きく、逆流防止弁が付いている装具がある[2]。ストーマ袋の容量は各メーカーで異なる。水様便が多く排出困難なときや夜間など、蓄尿袋へ接続することで管理しやすくなる。

DATA

間違えやすい用語
→ 採尿袋　065

患者さんへの言い換え
→ 便排出口が筒状になっており、付属のキャップを使用して便排出口を閉鎖するストーマ袋

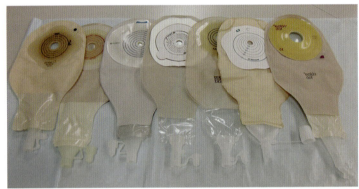

図1 キャップ式装具

便排出口（キャップ式）

"クオリティUP"のぽいんと！ ●便の性状や量にあわせた選択を

キャップ式装具のストーマ袋の容量や便排出口の形状は、各メーカーで異なります。回腸ストーマの人はフードブロッケージ現象が起きやすく、食物残渣によって便排出口が根詰まりすることがあります。便排出口が根詰まりしないように便排出口の大きさや硬さなど、各メーカーで工夫されているので、便の性状や量にあわせて、便排出口の形状の適切なストーマ袋を選択しましょう。

文献

1) 柴﨑真澄．"ストーマ用品"．ストーマリハビリテーション 実践と理論．ストーマリハビリテーション講習会実行委員会編．東京，金原出版，2006，125-6．
2) 安田智美．"ストーマ装具の分類と特徴"．ストーマリハビリテーション 基礎と実際．第3版．ストーマリハビリテーション講習会実行委員会編．東京，金原出版，2016，96-8．
3) ストーマ・排泄リハビリテーション学用語集．第3版．日本ストーマ・排泄リハビリテーション学会編．東京，金原出版，2015，7，33，135，150．

069 巻き上げ式装具

(古賀亜由美)

■巻き上げ式装具とは

消化管用ストーマ袋は、便排出口のある開放型袋と便排出口のない閉鎖型袋に分けられ、巻き上げ式装具は開放型袋に分類される。便排泄口を巻き上げて使用する。便排出口が、クリップやワイヤーなどの排出口閉鎖具が必要な閉鎖具分離型（図1）と、排出口閉鎖具（マジックテープなど）がストーマ袋に付帯している排出口閉鎖具一体型（図2）がある[1]。

排出口閉鎖具とは、開放型袋の便排出口を開閉する器具のことをいう。専用のクリップ以外にも市販のダブルクリップや輪ゴムなども含まれる（図3）。

DATA

間違えやすい用語
➡ キャップ式装具　068

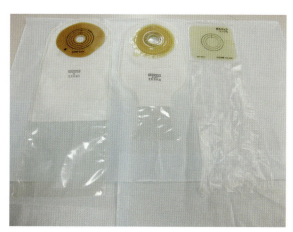

図1　巻き上げ式装具・閉鎖具分離型

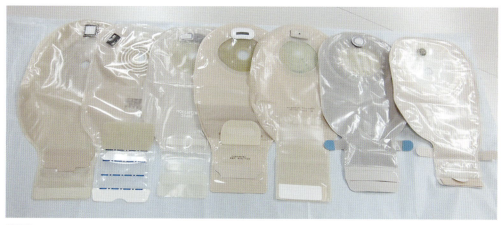

図2　巻き上げ式装具・排出口閉鎖具一体型

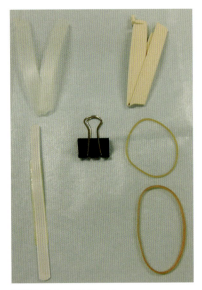

図3 排出口閉鎖具の例

"きくばり力UP"のぽいんと！

● 患者の能力に合ったストーマ袋を選択する

　白内障の人でも便排出口の巻き上げる位置がわかるように青色の線が入っており、セルフケア可能なように工夫されている排出口閉鎖具一体型ストーマ袋もあります。
　マジックテープが付帯している排出口閉鎖具一体型ストーマ袋も、手指の力が弱い人でも簡単に閉鎖できるようにマジックテープが横側に付いている装具もあり、手指の巧緻性やストーマケアの支援状況を把握し、その人に合った操作の簡単なストーマ袋を選択しましょう。

文献

1）安田智美．"ストーマ装具の分類と特徴"．ストーマリハビリテーション 基礎と実際．第3版．ストーマリハビリテーション講習会実行委員会編．東京，金原出版，2016, 98.
2）秋山結美子．ストーマ装具の種類と特徴．ストーマケアのコツとワザ201．熊谷英子監修．消化器外科ナーシング2014年秋季増刊．大阪，メディカ出版，2014, 39-42.
3）ストーマ・排泄リハビリテーション学用語集．第3版．日本ストーマ・排泄リハビリテーション学会編東京，金原出版，2015, 8, 52, 59, 135, 150.

MEMO

070 排出口閉鎖具一体型装具

（古賀亜由美）

■ **排出口閉鎖具一体型装具とは**（図1）

排出口閉鎖具一体型装具とは、消化管用ストーマ袋の排出口閉鎖具があらかじめ付帯しているものである[1]。

排出口閉鎖具一体型装具には、キャップ式や巻き上げ式がある[2]。キャップ式装具は便排出口の形状が筒状でキャップがついており、水様便～泥状便に適している。巻き上げ式装具にはマジックテープが付帯されており、ストーマ袋の裾を巻き上げて留める。マジックテープが横側に付いている装具もある。排泄物が水様性でも漏れにくい。

DATA

間違えやすい用語
➡ 閉鎖型袋

ストーマ装具の種類と部位

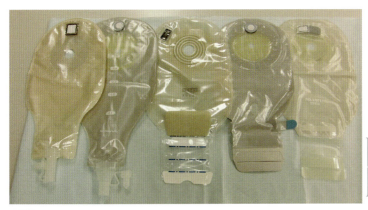

便排出口（左2つはキャップ式、右3つは巻き上げ式）

図1 排出口閉鎖具一体型装具

"クオリティUP"のぽいんと！ ●便の性状と経済的負担も考えた選択を

排出口閉鎖具一体型装具のキャップ式のストーマ袋は、巻き上げ式のストーマ袋と比較して高価であり、経済的な負担が大きくなります。また食物残渣によって便排出口が閉塞してしまうこともあります。回腸ストーマで水様便であったとしても、止痢薬や整腸薬が使用可能であれば便性を整え、ストーマ袋に吸水剤を使用して便を固めることで巻き上げ式ストーマ袋も使用可能です。ストーマ袋は便の性状と経済的な負担も考えて選択しましょう。

文献

1) ストーマ・排泄リハビリテーション学用語集．第3版．日本ストーマ・排泄リハビリテーション学会編．東京，金原出版，2015, 59.
2) 石川環．"ストーマ装具の種類と特徴：ストーマ袋"．ナースのためのやさしくわかるストーマケア．溝上祐子監修．東京，ナツメ社，2015, 26-8.
3) 安田智美．"ストーマ装具の分類と特徴"．ストーマリハビリテーション 基礎と実際．第3版．ストーマリハビリテーション講習会実行委員会編．東京，金原出版，2016, 96-8.

071 脱臭フィルター

（加藤裕子）

■脱臭フィルターとは（図1）

ストーマ袋の中にたまったガスを活性炭などで濾過して消臭させ、袋の外へ排出する。消化管用ストーマ袋にのみついており、術直後に使用する装具などには一部ないものもある。また尿路ストーマ用の装具にはついていない。

フィルターの効果は、臭気の強さや排泄物の性状によって異なり、排泄物が水様であると、数日で効果が低下することがある。メーカーによって防水機能があるものとないものがあり、ないものは必ず箱の中に付属されている防水シールを貼って入浴する必要がある（図2）。フィルターが濡れてしまうと脱臭やガス排出の効果が低下することがある[1]。

DATA

間違えやすい用語
➡ 消臭剤　097

患者さんへの言い換え
➡ ストーマ袋にたまったガスを抜くフィルター

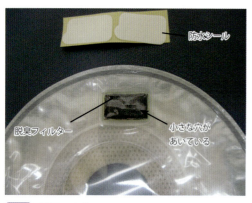

図1　脱臭フィルター

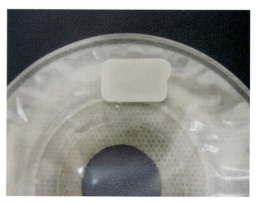

図2　防水シールを貼ったところ

"イレギュラー対応力UP"のぽいんと！　●脱臭フィルターが詰まってガスが抜けなくなったときの対処法

脱臭フィルターが詰まってガスがフィルターから抜けなくなった場合や、ガスが多量の場合は、ストーマ袋がパンパンに膨らんでしまうことがあります。

そういったときは、トイレで排出口からガスを抜く、または二品系装具の場合は袋と面板の接合部を少しだけ開けてガスを抜くといったことで対処しましょう。

またガスを発生しやすい食品や、麺類など啜って食べる食品を控えるよう指導することも、ガスの量を減少させるのに効果がみられることがあります。

文献

1) 山本亜由美. "ストーマ用品の分類". ストーマリハビリテーション 基礎と実際. 第3版. ストーマリハビリテーション講習会実行委員会編. 東京, 金原出版, 2016, 103.

072 逆流防止弁

（鎌田直子）

■逆流防止弁とは（図1、2）

おもに尿路用ストーマ袋に付属する構造で、ストーマ袋や蓄尿袋の袋内の逆流を防ぐ仕組みである（non-return valve）。ストーマ袋に貯留した尿が逆流しない構造になっており、細菌感染のリスクを減らす。回腸ストーマ用装具にも逆流防止弁が付帯しているものもある。ストーマ周囲に排泄物が戻らないのでストーマ装具の装着期間を延ばすことが期待できる[1]。

DATA

患者さんへの言い換え

➡ ストーマ袋にたまった尿などの排泄物がストーマの周りに戻らない仕組み

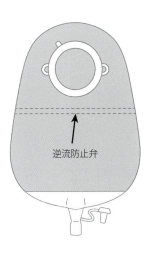

図1 逆流防止弁

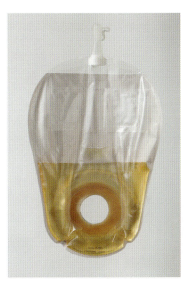

図2 逆流防止弁により尿がストーマに逆流しない
（画像提供：コロプラスト株式会社）

"クオリティUP"のぽいんと！ ●尿管ステントが留置されている場合

尿管ステントが留置されている場合は、尿管ステントが逆流防止弁の内側に位置するように収めます。尿管ステント先端がストーマ袋にたまった尿に浸されると、逆行性尿路感染のリスクが高くなります。

文献

1) 坂本理和子．"ストーマ装具"．ストーマリハビリテーション 実践と理論．ストーマリハビリテーション講習会実行委員会編．東京，金原出版，2006，128-35．
2) ストーマ・排泄リハビリテーション学用語集．日本ストーマ・排泄リハビリテーション学会編．東京，金原出版，2016，121，137．

ストーマ装具の種類と部位 　面板の特徴

073 初孔

（東野優）

■ 初孔とは（図1）

面板の中央にもともと開いている、小さな面板ストーマ孔のこと[1]。ここからストーマサイズに合わせて自由な大きさ、形に孔が開けられるようになっている。

DATA

間違えやすい用語
➡ 既製孔　075

患者さんへの言い換え
➡ 面板に最初から開いている穴

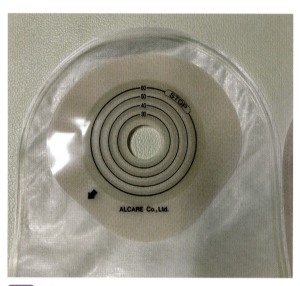

図1　初孔

●面板ストーマ孔のカットについて　"イレギュラー対応力UP"のぽいんと！

一般的には、初孔を中心としてストーマサイズに合わせて面板をカットしていきますが、ドレーンや骨突起部などにかぶってしまうケースがあります。その場合、ストーマ周囲の障害物を避け、カットする孔の中心をずらすとよいでしょう。

初孔が開いていないタイプの面板では、さらに自由な場所に孔を開けることができます。

文献
1）ストーマ・排泄リハビリテーション用語集．第3版．日本ストーマ・排泄リハビリテーション学会編．東京，金原出版，2016，27．

074 自由開孔

(東野優)

■自由開孔とは（図1、2）

ストーマサイズに合わせて自由な大きさ・形に孔を開けることができる面板の種類[1]（フリーカット）。孔がないか、または小さい初孔があり、ハサミなどで好みの位置に好みの形状の孔が開けられる。正円型でない不正円型のストーマに合わせてカットしたり、正中創（身体の中心を通る手術創。ストーマ造設の際に生じる）を避けるようにカットしたりするなど、孔の位置を面板の中心からずらすこともできる。

術直後やストーマ浮腫、ストーマ脱出、傍ストーマヘルニアなどの、ストーマサイズが大きく変化しやすいストーマ合併症に対しても、開孔サイズを変更できる自由開孔の面板が適している。ストーマサイズは、仰臥位と坐位で大きさが変動することがあるため、仰臥位と坐位で計測し、サイズの大きいほうが適している。

DATA

間違えやすい用語
➡ 既製孔 075 、自在孔 076

患者さんへの言い換え
➡ カットして穴の大きさを変えられる面板

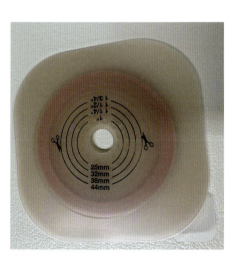
図1 自由開孔（面板）

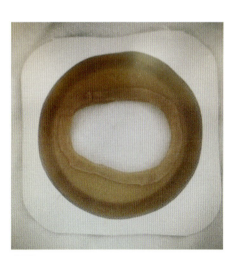
図2 不正円型にカットした面板

"レギュラー対応力UP"のぽいんと！ ●自由開孔か既製孔か

まず、仰臥位でストーマの形状を観察し、正円か不正円かを判定します。正円の場合はストーマサイズより3〜5mm大きい既製孔（プレカット）を、不正円型は自由にカットできる自由開孔（フリーカット）が適しています[2]。

文献
1) ストーマ・排泄リハビリテーション用語集. 第3版. 日本ストーマ・排泄リハビリテーション学会編. 東京, 金原出版, 2016, 24.
2) 祖父江正代ほか編. "ストーマ装具選択に必要なフィジカルアセスメントは？". がん終末期患者のストーマケアQ&A. 東京, 日本看護協会出版会, 2012, 128.

075 既製孔 （佐藤恵美子）

■**既製孔とは**（図1、2）

面板にすでに一定のストーマサイズに合わせて、正円にあけてある孔のことをいう[1]。あらかじめカットされているという意味で、プレカットともよばれる。

ストーマが正円型の場合は、既製孔を選択することで面板をカットする手間が省け、装具交換の時間短縮につながる。手指の巧緻性が低下していたり、装具交換に介助が必要なケースに有用である。

ストーマが非正円型の場合でも、固形や用手成形、練状などの皮膚保護剤を併用して既製孔を使用できるが、ストーマ粘膜が損傷したり、ストーマ周囲皮膚障害に影響することがあるため注意が必要である。

凸面型装具の場合、既製孔を選択することで、より効果的にストーマ近接部を密着させることができる。

DATA

間違えやすい用語
- 初孔　073
- 自由開孔　074
- 自在孔　076

患者さんへの言い換え
- すでに決められた大きさの孔があけられているストーマ装具

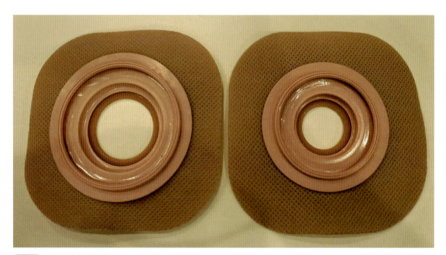

図1　既製孔（二品系）

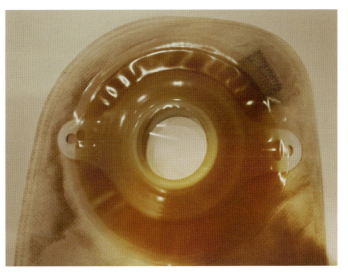

図2 既製孔（単品系）

●"イレギュラー対応力UP"のぽいんと！　●既製孔を選択するときに気をつけること

　手術直後はストーマ浮腫があり、ストーマサイズが変化しやすいため、既製孔はストーマサイズが安定してから選択するようにしましょう。退院後も定期的にストーマサイズと既製孔があっているか確認するよう指導することも大事です。
　既製孔は3～5mm間隔でサイズ展開していますが、ストーマサイズが大きい場合は、対応する既製孔のサイズがないこともあります。

文献
1）ストーマ・排泄リハビリテーション学用語集．第3版．日本ストーマ・排泄リハビリテーション学会編．東京，金原出版，2015，12．
2）秋山結美子．ストーマ装具の種類・分類と特徴　ストーマ装具選択ガイドブック．穴澤貞夫，大村裕子編．東京，金原出版，2012，22-7．
3）西林直子．装具の基本，アクセサリーの基本．WOC Nursing．3(2)，2015，4-13．

MEMO

076 自在孔

(佐藤恵美子)

■ **自在孔とは**（図1、2）

　面板の孔を指で自由に広げることができ、ストーマにあわせて形や大きさを変えられる孔のことをいう。ストーマの形状（正円・非正円）にかかわらず、ハサミやアクセサリーを使わずに使用できる。

　少し大きめに孔を広げて、貼付後にストーマに合わせて形を整えることが可能な製品もあり、ストーマ基部径と最大径に差があるマッシュルーム型のストーマにも使用できる。製品によって成形方法や成形可能なサイズの範囲が異なるため、確認して装具選択する。

　高さが10mm未満の非突出ストーマは、貼付後に広げた孔が元に戻ろうとして、ストーマ粘膜上にのってしまう可能性があり注意が必要である。

DATA

間違えやすい用語
➡ 初孔　073
➡ 自由開孔　074
➡ 既製孔　075

患者さんへの言い換え
➡ ストーマにあわせて、指で面板の孔の形を変えられるストーマ装具

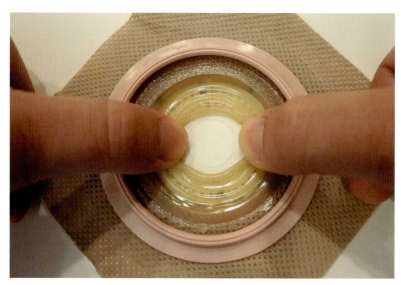

図1　自在孔（二品系）

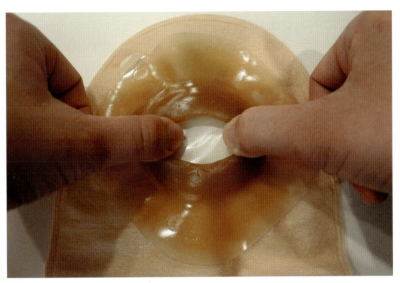

図2 自在孔（単品系）

"きくばり力UP"のぽいんと！ ●自在孔のストーマ装具についての情報を提供する

　自由開孔や既製孔に比べて製品の種類は少ないですが、自在孔を選択することで、自己での装具交換が可能になる患者さんもいます。自在孔を知らない医療従事者も少なくないので、患者さんだけでなく、退院後のケアにかかわる家族や医療従事者にも、自在孔というストーマ装具があることと、その装具交換方法を共有するようにしましょう。

文献
1) 秋山結美子. "ストーマ装具の種類・分類と特徴". ストーマ装具選択ガイドブック. 穴澤貞夫ほか編. 東京, 金原出版, 2012, 22-7.
2) 西林直子. "装具の基本, アクセサリーの基本". WOC Nursing. 3(2), 2015, 4-13.

MEMO

ストーマ装具の種類と部位　形状・構造システム

077　平面型装具

（岩邑遥）

■平面型装具とは

面板の形状には平面型と凸面型がある（図1、2）。平面型装具とは、面板の皮膚接着面が平らな装具のことで、その形や大きさはさまざまである（図3）。

平面型装具はストーマの高さやストーマ周囲の皮膚の状況に問題がない（しわやくぼみがない）場合にまず選択される。またストーマ装具を選択する際に、身体に密着し皮膚障害を起こさないことが第一条件となる[1]。そのため面板を選択する際、ストーマ周囲の腹壁の硬度も考慮する必要がある。腹壁の軟らかい人には硬い面板を、腹壁の硬い人には軟らかい面板を選択することが原則であり[2]、平面型装具は面板の材質やフランジの形状などによって異なるものの、凸面型装具よりも軟らかく、硬い腹壁に適している（図4）。そして凸面型装具よりも安価である。

DATA

患者さんへの言い換え
→ 肌に密着する面が平らな板状の装具

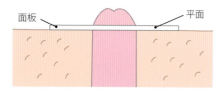

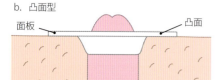

図1　平面型装具と凸面型装具の違い

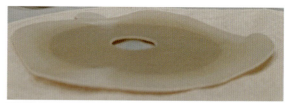
平面型

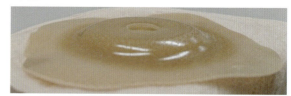
凸面型

図2　面板の皮膚接着面の違い

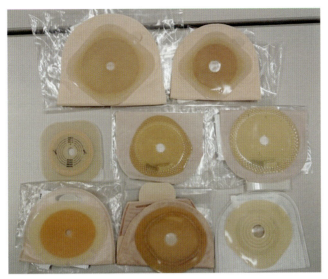

図3 さまざまな平面型装具

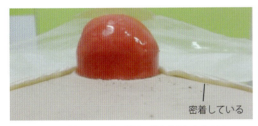

密着している

軟らかい平面型装具では、硬い腹壁に沿うように密着する。

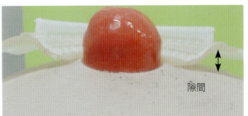

隙間

硬い凸面型装具では、硬い腹壁と反発し合うため、隙間ができ密着しない。

図4 腹壁が固い場合
硬い腹壁とは、筋肉質・骨の近接部・腹部緊満の状態・傍ストーマヘルニアなどのこと。

"きくばり力UP"のぽいんと！　●術後の装具選択のコツ

　ストーマ粘膜皮膚接合部の癒合には4週間程度かかります。接合部に過度の緊張を与えないように、術後しばらくは平面型装具を第一選択にしましょう。また、術後は、正中創やドレーンに重ならないように面板を貼付する必要があります。装具選択の際は、面板の大きさも考慮しましょう。

　便漏れや面板の裏側に便の潜り込みがみられる場合は、ストーマ周囲の皮膚や腹壁の状況を観察し、皮膚保護剤の使用や凸面型装具への変更を考慮しましょう。

文献
1）佐藤美和．"ストーマ用品の種類と選択のポイント"．ストーマケアの実践．松原康美編．東京，医歯薬出版，2007，84．
2）井口美奈枝．"合併症のあるストーマのケア"．前掲書1）．129．

078 凸面型装具

（岩邑遥）

■凸面型装具とは

　凸面型装具とは、面板の皮膚接着面が突出している装具のことである（図1）。平面型の面板に凸型嵌め込み具という、面板フランジの内側に嵌めて面板を凸状にする輪[1]が使用されている。最近では凸型嵌め込み具があらかじめ面板に内蔵されている凸面嵌め込み具内蔵型面板が一般的である（図2、3）。

　凸面型装具は、ストーマに高さがないときやストーマの排泄口の高さがスキンレベルのとき、ストーマ周囲の皮膚にたるみやしわ、凹みがあり、平面型装具では排泄物の漏れが生じる場合に、面板の密着性を高め、凸面部でストーマ周囲の皮膚を支持するために使用する[2]。

　装具によって凸面の形状、硬さ、面積が異なる。凸部分の高さは3〜13mmまであり、浅い・中間・深いに分類される（図4、5）。

DATA

間違えやすい用語
➡ 嵌め込み式装具

患者さんへの言い換え
➡ 硬いリング状の器具によって肌に密着する面が凸状の装具

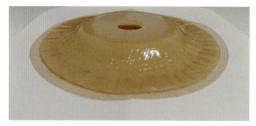

図1 凸面型装具の皮膚接着面

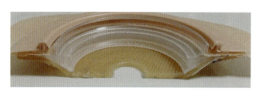

図3 凸面嵌め込み具内蔵型面板の断面図

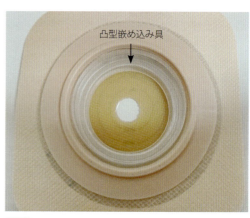

図2 凸面嵌め込み具内蔵型面板

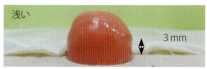
ユーケアーTD s　浅い　3mm

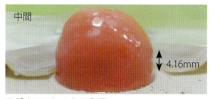
モデルマフレックス凸面　中間　4.16mm

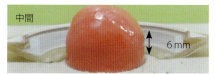
ノバ2コンベックスリング　中間　6mm

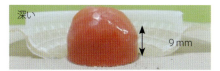
センシュラミオディープ　深い　9mm

図4　凸面部分の高さによる分類

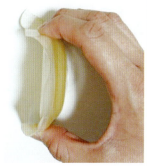
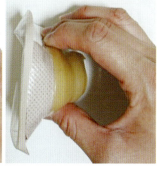

図5　凸面部分の硬さの違い
右写真のように、最近では凸面部分が軟らかい装具もある。凸面部分が軟らかいことで、あらゆる身体の動きに吸いつくように密着する。またさまざまな腹壁の状態にも追従するため、漏れを予防し安心感が得られる。

ストーマ装具の種類と部位

"クオリティUP"のぽいんと！　●凸面型装具選択のポイント

　ストーマ周囲の皮膚のしわや凹みが原因で平面型装具では排泄物が漏れてしまう場合に、凸面型装具の使用を考慮しましょう（図6）。その場合、まずは凸部分の高さが浅いものから選択し、面板の密着性やストーマ周囲の皮膚の状態から患者さんにあった装具を見つけましょう。
　ただし、凸部分による圧迫が原因で皮膚障害を生じることがあるため、術直後やストーマ合併症（ストーマ壊死やストーマ粘膜皮膚離開など）を伴う場合、全身状態に問題がある場合は使用を避けましょう。

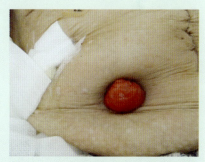

図6　凸面型装具の使用を考慮する腹壁の状態
座位時に、腹壁の脂肪がストーマに覆い被さり、0時方向にある排泄口が隠れている。腹壁は軟らかい。平面型装具では、ストーマの0時方向から便漏れを生じることが予測される。

文献
1）ストーマ・排泄リハビリテーション学用語集．第3版．日本ストーマ・排泄リハビリテーション学会編．東京，金原出版，2016，46．
2）松村豊．"ストーマの基礎知識"．ストーマケア．伊藤美智子編．東京，学習研究社，2003，42，（Nursing Mook）．

消化器ナーシング 2019 秋季増刊　113

079 単品系装具

(山城太一)

■単品系装具とは

面板とストーマ袋が一体化しているストーマ装具のことを単品系装具（ワンピース系装具）という[1]（図1、2、表1）。

面板とは、装具を体に固定するための粘着性のある平板のことで、ストーマ袋とは排泄物やガスを収集する袋のことをいう。

消化器用であれば採便袋、泌尿器用であれば採尿袋という。

DATA

患者さんへの言い換え

➡ 便や尿を受ける袋とストーマに貼る板が一体になっている装具

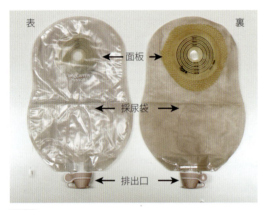

図1 尿路ストーマ用の単品系装具

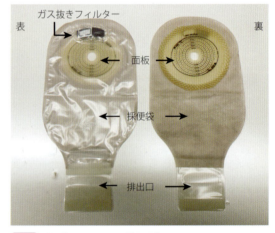

図2 消化管ストーマ用の単品系装具

表1 単品系装具の利点と欠点

利点	・面板が軽く軟らかい。 ・装着後のかさばりが少なく、違和感が少ない。 ・二品系装具と比べ比較的安価。 ・面版とストーマ袋が一体化しているため、面板からストーマ袋が外れる心配はない。 ・平面型装具はベルトタブがなく、ベルト使用不可（凸面型装具はベルト使用可）。
欠点	・ストーマ袋が汚れたときや破れたときなど、袋のみの交換ができない。 ・装着の際はストーマ袋ごしにストーマを見ることになるため、ストーマの位置を確認し、装着しにくい。 ・一度装着すると、ストーマ袋の向きを変えることができない。

"クオリティUP"のぽいんと！

●面板を切るときの注意（図3）

単品系装具は、面板とストーマ袋が一体化しているため、面板をストーマのサイズに切るときに、誤ってストーマ袋を切ったり、傷つけたりしてしまうことがあります。そのため、切る前にストーマ袋を引っ張り、面板とストーマ袋の間にスペースを作ってから面板を切るようにしましょう。

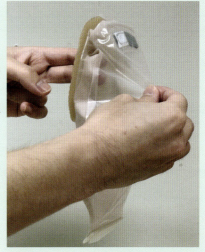

図3 面板とストーマ袋の間にスペースをつくる

●貼るときのコツ（図4）

単品系装具は、面板とストーマ袋が一体化しているため、貼り付けにくいです。貼り付けるときは、面板を少し曲げ、ストーマの下側から上側に貼っていくとうまく貼り付けることができます。

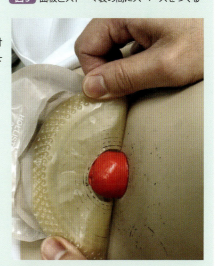

図4 面板を貼るときのコツ

"きくばり力UP"のぽいんと！

●排出口の向きに注意が必要

単品系装具は、いったん貼ってしまうと、剥がさなければ排出口の向きを変えることができないため、患者さんのセルフケアの段階に応じて、排出口の向きを検討し貼付する必要があります。

寝ている時間が多い患者さん（手術後数日の患者さん、寝たきりの患者さんなど）の場合は、便や尿が排出口にスムーズにたまるように、排出口がおなかの外側になるように貼りましょう。

日中起きて活動する時間が多い患者さんの場合は、患者さんが扱いやすいように排出口を足側に向けて貼るようにしましょう。

文献

1) 秋山結美子．"ストーマ装具の基礎知識"．消化器外科ナーシング．21(2)．2016, 8-9.
2) 二宮友子．"ストーマ装具って何？"．消化器外科ナーシング．21(3)．2016, 12-8

080 二品系装具

（山城太一）

■二品系装具とは

面板とストーマ袋が別々に交換できるストーマ装具のことを二品系装具（ツーピース系装具）という[1]（図1、2、表1）。

二品系装具には、面板とストーマ袋を嵌め合わせるフランジというプラスッチクの輪がある。

二品系装具を選択する患者さんは以下の場合である。

・面板を貼る部分のしわやたるみが細かい患者さん。
・ストーマ周囲に皮膚のトラブルなどがあるため、皮膚の観察や処置を毎日する必要がある患者さん（袋が取り外せるため、観察や処置が行える）。
・スポーツをしたり入浴をしたりする患者さん（TPOに合わせて袋を取り替えることができる）。
・ストーマ袋の汚れが気になる患者さん（袋のみ取り替えることができる）。

DATA

患者さんへの言い換え
➡ 便や尿を受ける袋とストーマに貼る板が別々になっている装具

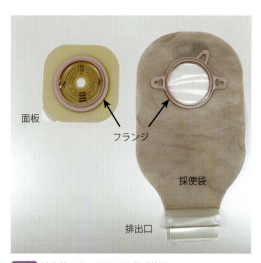

図1 消化管ストーマ用の二品系装具

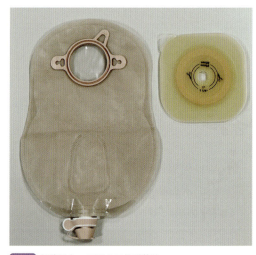

図2 尿路ストーマ用の二品系装具

表1	二品系装具の利点と欠点
利点	・二品系装具は、面板を貼ったままストーマ袋のみを交換できるため、ストーマ袋を外して、直接、ストーマを観察することができる。 ・生活スタイルによってストーマ袋の種類を使い分けることができる。たとえば、入浴時には専用の入浴キャップに取り替えることも可能。 ・面板がストーマ周囲のしわやたるみを、ある程度、固定するので、粘着する場所が安定する。
欠点	・単品系装具より長期間使用できるため、比較的高価となる。 ・面板とストーマ袋の接合部の嵌め合わせが不十分だと、フランジ部分が外れてストーマ袋が外れる可能性がある。 ・単品系装具と比較して厚みがあるため、かさばる。

"きくばり力UP"のぽいんと！ ●二品系装具使用時の注意点

　二品系装具には、フランジがあり硬く、たるみやしわがある部分でも皮膚を伸展させることで粘着する場所が安定します。

　また、面板とストーマ袋の接合部が浮いている場合があるため、フランジがしっかりはまっているか確認をするように指導しましょう。

文献

1）秋山結美子. "ストーマ装具の基礎知識". 消化器外科ナーシング. 21（2）. 2016, 8-9.
2）二宮友子. "ストーマ装具って何？". 消化器外科ナーシング. 21（3）. 2016, 12-8.
3）ナースのためのやさしくわかるストーマケア. 溝上裕子監修. 東京, ナツメ社, 2015, 18-23.

MEMO

081 全面皮膚保護剤面板

（材質）　（森康恵）

■全面皮膚保護剤面板とは（図1）

皮膚保護剤のみでできている面板である[1]。面板全体に皮膚保護作用があるため、粘着テープによる皮膚障害を起こしやすい患者に適している。

皮膚保護剤の種類や面板の形状、また排泄物の状態によって耐久性が異なる。カタログや装具の箱に書いてある「貼付期間目安」を参考にしつつ、交換時の皮膚保護剤の状態やストーマ周囲皮膚の状態を観察し、交換間隔を設定するとよい。

中期または長期用の装具を貼付期間目安よりも短い間隔で交換した場合は、剝離刺激によって皮膚障害を起こすリスクが高くなる。

DATA

患者さんへの言い換え
➡ 面板全体が皮膚保護剤の装具

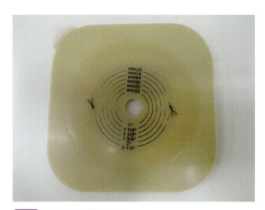

図1　全面皮膚保護剤面板

"イレギュラー対応力UP"のぽいんと！ ●皮膚保護剤自体による皮膚障害

吸水性や皮膚の生理機能を保つ作用が面板全体にあることが、全面皮膚保護剤面板の長所ですが、皮膚保護剤の成分そのもので接触性皮膚炎を起こすこともあります。使用予定の装具を事前にパッチテスト（貼布試験）することは現在は少ないですが、接触性皮膚炎を疑ったときには、感作物質の特定のために皮膚保護剤でパッチテストをすることがあります。

文献

1）ストーマ・排泄リハビリテーション学用語集．第3版．日本ストーマ・排泄リハビリテーション学会編．東京，金原出版，2015，135．
2）秋山由美子．"外周テープ付き面板"．ストーマ装具選択がサクサクできる本：キー装具と症例で理解する．熊谷英子監．大阪，メディカ出版，2016，24-5．

082 外周テープ付き面板

（森康恵）

■外周テープ付き面板とは（図1）

中心が皮膚保護剤で、外周に通気性のあるテープが付いている面板である[1]。面板の外周が薄いため、追従性に優れている。テープの素材にも、皮膚保護剤が使用されているもの、伸縮性があるもの、通気性をよくしているものなどの特徴がある。

下記のような条件・状況のときに適している。
①傍ストーマヘルニアや腹壁瘢痕ヘルニアなどで腹部に丸みや変形があり、腹壁に追従しにくい場合
②腸骨や肋骨弓などの骨突出部が近く、厚みのある保護剤では面板が浮いたり剥がれたりしやすい場合
③全面皮膚保護剤面板をテープで固定している場合

DATA

患者さんへの言い換え
➡ 周りがテープ素材でできている面板

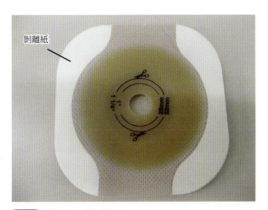

図1 外周テープ付き面板

"イレギュラー対応力UP"のぽいんと！ ●皮膚障害がある場合の面板の選択

外周テープ付き面板のほうがふさわしい条件の場合でも、テープが当たる部分に皮膚障害があるときには、一時的に全面皮膚保護剤面板で皮膚を改善させます。全面皮膚保護剤の装具で問題がなければ、そのまま使い続けてもよいです。

外周テープ付き面板に戻す際、皮膚障害の原因が機械的な刺激と想定される場合は、テープ部分に皮膚被膜剤を併用するとよいです。

文献
1）ストーマ・排泄リハビリテーション学用語集. 第3版. 日本ストーマ・排泄リハビリテーション学会編. 東京, 金原出版, 2015, 135.
2）秋山由美子. "外周テープ付き面板". ストーマ装具選択がサクサクできる本：キー装具と症例で理解する. 熊谷英子監. 大阪, メディカ出版, 2016, 24-5.

083 テーパーエッジ型

(東野優)

■テーパーエッジ型とは（図1）

皮膚保護剤の厚さが外縁にいくほど薄くなっているもの[1]。面板の構造は全面皮膚保護剤となる。先薄型ともいわれる。外縁部も厚さが一定の面板と比べると、体にフィットしやすいという特徴がある。

全面皮膚保護剤やテーパーエッジ型では、発汗が多い場合や水泳・入浴などで外縁からの剥脱が起こりやすくなるが、外周テープ付き装具に比べると、皮膚障害のリスクは少なくなる。

DATA

間違えやすい用語
→ 外周テープ付き面板　082

患者さんへの言い換え
→ 周りが薄くなっているタイプの面板

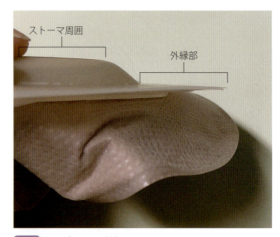

図1 テーパーエッジ型
面板を横から見たところ。中心から外に向かうに従って、徐々に厚みが薄くなっている。

"イレギュラー対応力UP"のぽいんと！　●皮膚保護のための面板の工夫

外周テープ付き面板は全面皮膚保護剤面板に比べて薄いため、皮膚の動きに追従しやすいのですが、全面皮膚保護剤面板と異なり緩衝作用がないために、まれに皮膚障害を起こすことがあります。

そこで、全面皮膚保護剤面板であっても外縁部の厚みを薄くしたテーパーエッジ型や、皮膚の皮溝に添うように外縁部に格子状の凹凸をつけたものや、面板の外縁部の形状を花びら状にしてスリットを入れるなどして、皮膚に追従しやすいように工夫されたものもあります。

文献

1) 秋山結美子. "ストーマ装具の種類と特徴". ストーマケアのコツとワザ201. 熊谷英子監修. 消化器外科NURSING. 2014年秋季増刊. 2014, 36-9.
2) がん終末期患者のストーマケアQ&A. 祖父江正代ほか編. 東京, 日本看護協会出版会, 2012, 128-9, 132-3.

ストーマ装具の種類と部位　面板とストーマ袋との接合
084　固定型フランジ

（佐藤美香）

■固定型フランジとは（図1）

面板と固定されているフランジ[1]のことをいう。フランジとは、袋接合部の輪状縁[2]のことである。

固定型フランジを使用する際は、ストーマ袋と面板を接合するときに腹圧が必要になることがある（図2）。またフランジ部分が硬いため、装着しているときに違和感を感じることがある。

フランジの硬さを利用して、腹壁の浅いしわを補正することができる[3]。

DATA

間違えやすい用語
➡ 固定型袋　058

患者さんへの言い換え
➡ 面板から浮き上がらないタイプのかみ合わせ部分

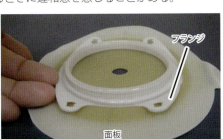

図1 固定型フランジ
フランジが面板に固定されているので、指先が入っていかない。

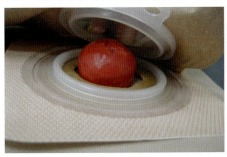
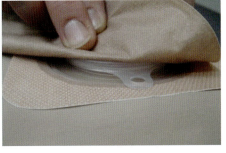

図2 接合の様子
面板とストーマ袋の接合部を上からしっかり押さえる必要があり、そのために腹圧が必要となる。

"クオリティUP"のぽいんと！　●腹圧をかけるのが難しいときの工夫

手術後に痛みが持続している時期や、以前から固定型フランジを使用している人でも腹痛などで装着時に腹圧をかけることが難しい場合は、あらかじめ面板とストーマ袋を接合しておいて貼付することで苦痛を回避できます。

文献
1）固定型フランジ．ストーマ・排泄リハビリテーション学用語集．第3版．日本ストーマ・排泄リハビリテーション学会編．東京，金原出版，2015，21．
2）フランジ．前掲書1）．58．
3）秋山結美子．"ストーマ装具の種類・特徴と分類"．ストーマ装具選択ガイドブック．穴澤貞夫ほか編．東京，金原出版，2012，27．

085　浮動型フランジ　（佐藤美香）

■浮動型フランジとは（図1）

面板から浮き上がっているフランジ[1]のことをいう。フランジとは、袋接合部の輪状縁[2]のことである。

浮動型フランジは、フランジが面板から浮き上がっていて、フランジと面板の間に指が入るため、袋を接合する際に指で挟むことができる（図2）。そのため、腹圧をかけずに面板にストーマ袋を接合することができる。フランジの硬さを感じにくく、装着時の違和感が少ない[3]。

腹壁の浅いしわを補正することができる[3]。面板からフランジが浮いているため、腹壁が丸い場合も腹壁に沿いやすい。

DATA

間違えやすい用語
➡ 浮動型袋　059

患者さんへの言い換え
➡ 面板から浮き上がるタイプのかみ合わせ

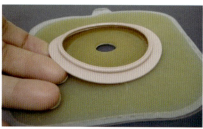

図1　浮動型フランジ

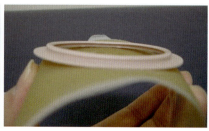

フランジと面板の間に指先が入っているなど、浮き上がっていることがわかる。

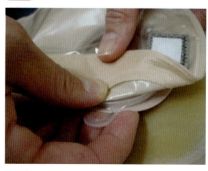

フランジとストーマ袋の接合部を指で挟んで接合することができるので、腹圧は不要。

図2　接合の様子

"きくばり力UP"のぽいんと！　●指先に力が入りにくい人の場合は

高齢者では、手の巧緻性が低下し、フランジ部分の接合が難しいことがあります。セルフケア指導時や装具選択前に、フランジの接合が可能か確認しておいたほうがよいでしょう。

最近は、手の巧緻性が低下した人へ配慮し、接合しやすくなっている装具もありますので、装具選択時に考慮するとよいでしょう。

文献

1）日本ストーマ・排泄リハビリテーション学会編．"浮動型フランジ"．ストーマ・排泄リハビリテーション学用語集．第3版．東京，金原出版，2015，58．
2）"フランジ"．前掲書1）．58．
3）秋山結美子．"ストーマ装具の種類・特徴と分類"．ストーマ装具選択ガイドブック．穴澤貞夫ほか編．東京，金原出版，2012，27．

ストーマアクセサリー・ケア用品

ストーマアクセサリー・ケア用品　皮膚保護剤

086　固形皮膚保護剤

（中瀬睦子）

■固形皮膚保護剤とは

　ストーマ装具の装着を安定させるストーマ用品（アクセサリー）としての皮膚保護剤は、形状別に図1に示す4種類に分類される。さらに、固形皮膚保護剤には、板状・リング状・ディスク状・スティック状がある[1]。

　これらはストーマ周囲のしわやくぼみなどを補正し、装具と腹壁との隙間を埋めて排泄物を漏らさないように、装具の耐久性や安定性を高める役割を担う。

　メーカーによって、成分や配合率・構造が異なるため、各製品の特徴（膨潤・溶解型、緩衝作用、耐久性・耐水性など）を理解して選択する必要がある。また、硬さ・厚み・粘着性なども異なるため、ストーマ周囲の皮膚の状況に合わせた使用目的、製品の特徴を活かして選択し適切に使用する。

●板状（図2）

　しわやくぼみに合わせてハサミでカットし、そのまま使用する。

　厚みが薄いものは耐久性は劣るが、軟らかいので、平面でない、丸みを帯びた部位に沿いやすい。逆に厚いものは、硬めのため平坦な腹部で細かなしわが多いケースに対して、ストーマ周囲のしわを支持しやすく、ストーマ周囲の皮膚が安定しやすい。

●リング状（図3）

　しわやくぼみに合わせて、そのままの形で使用する。指で伸ばしてサイズ調整が可能な製品もある。粘着面は片面と両面タイプがある。

●ディスク状（図4）

　しわやくぼみに合わせて、そのままの形で使用する。

●スティック状（図5）

　形状がスティック状なので、直線的なしわやくぼみの補正に適している。使用する部位の形状に合わせて、ハサミでカットする。そのままの形で使用する製品と、自由自在に形を変えることができる製品とがある。

DATA

間違えやすい用語

→ 全面皮膚保護剤面板　081

　ストーマ装具の一部品である。ケアアクセサリーとしての皮膚保護剤は、使用用途から形状別皮膚保護剤として区別している。

患者さんへの言い換え

→ しわやくぼみの隙間を埋めて、ストーマ周囲の皮膚を平らにするもの

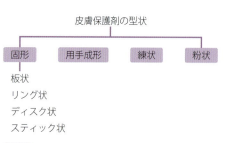

図1　形状による皮膚保護剤の分類

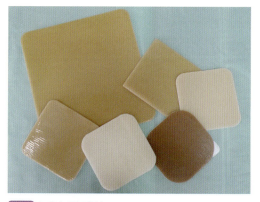

図2　板状皮膚保護剤

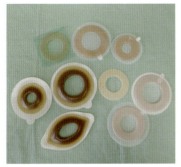

図3 リング状皮膚保護剤

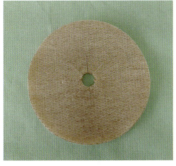

図4 ディスク状皮膚保護剤
表面に不織布をコーティングされており型崩れしない。面板が粘着剤タイプの装具時の使用に適している。

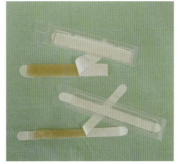

図5 スティック状皮膚保護剤

"きくばり力UP"のぽいんと！　●固形皮膚保護剤の選び方

　セルフケアにおいては、精神面に負担をかけないよう、装具交換の手順をシンプルにすることが重要となります。年齢・視力・巧緻性・経済性などを考慮して、セルフケア能力に応じたケア方法を、患者・家族、支援者とともに検討する必要があるといえます。
　たとえば、楕円形やマッシュルーム型ストーマは、面板ストーマ孔を大きめにカットするため、露出した皮膚にリング状皮膚保護剤を使用すると装具装着がしやすく、ストーマ近接部の皮膚保護と装具の耐久性も上げることができます（図6〜8）。楕円形ストーマであってもプレカット（既製孔）の製品が使用できます。

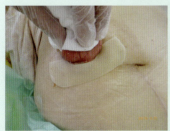

図6 脱出腸が大きいストーマの場合
ストーマ近接部付近の耐久性向上と平面確保として、凹凸に柔軟に対応する軟らかい板状皮膚保護材を選択する。

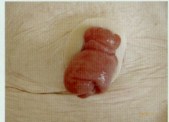

図7 マッシュルーム型ストーマの場合
ストーマ粘膜を傷つけないように面板ストーマ孔を大きくカットした装具を使用するため、露出した皮膚保護としてリング状皮膚保護剤を先に貼付する。指で伸ばせるタイプは貼りやすい。

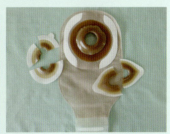

図8 厚みのあるリング状皮膚保護剤
1枚貼りでもカットして部分的にも使用できる。カットした切片を使用するときは、カット面の段差を補正する必要がある。

文献

1）ストーマ・排泄リハビリテーション学用語集. 第3版. 日本ストーマ・排泄リハビリテーション学会編. 東京, 金原出版, 2015, 139.
2）安田智美. "ストーマ用品の分類". ストーマリハビリテーション 基礎と実際. 第3版. ストーマリハビリテーション講習会実行委員会編. 東京, 金原出版, 2016, 101.
3）斎藤由香ほか. "ストーマ装具の種類と適応". カラー写真で見てわかるストーマケア. 大村裕子編. 大阪, メディカ出版, 2008, 49-57.

087 用手成形皮膚保護剤

(中瀬睦子)

■用手成形皮膚保護剤とは

皮膚保護剤の形状には、固形・用手成形・練状・粉状の4種類がある[1]。

用手成形皮膚保護剤は、板状と練状の中間程度の硬さで、ハサミを使わずに手で自由に成形できるため（図1～3）、しわやくぼみに合わせて使用する[2]。

1枚貼りで使用したり、必要分を手でちぎって成形し、腹壁やしわの程度に合わせて分厚くしたり薄くしたりと量を調節できるので、補正する範囲の調整が容易である。

皮膚の動きに合わせて伸縮して追従性を発揮、また吸水性と耐久性を高めた製品が多いため、水様性排泄物にも利用でき、使用用途が広い。結果的に排泄物を漏らさずにストーマ近接部の皮膚障害を予防する役割を担う。

DATA

間違えやすい用語

➡ 全面皮膚保護剤面板　081

ストーマ装具の一部品である。ケアアクセサリーとしての皮膚保護剤は、使用用途から形状別皮膚保護剤として区別している。

患者さんへの言い換え

➡ しわやくぼみの隙間を埋めるために使う粘土で、手でちぎったり、形をつくったりできるもの

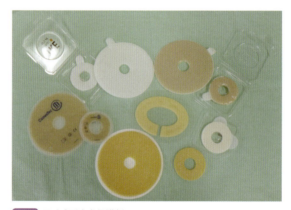

図1 用手成形皮膚保護剤

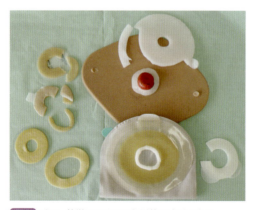

図2 手で、簡単にいろいろな形状に成形できる

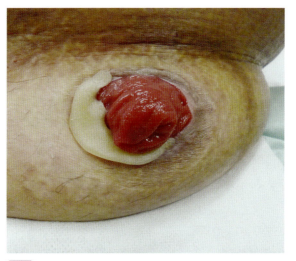

図3 くぼみに合わせて隙間を埋める
皮膚障害のあるストーマ近接部に使用。排泄物から皮膚を保護する。

"クオリティUP"のぽいんと！　●用手成形皮膚保護剤のメリット

　用手成形皮膚保護剤は、軟らかく容易に手で成形可能なため、比較的高齢の人でも使用できます。また、アルコールを含まないので使用できる範囲が広く、使い勝手がよいといえます。緩衝作用に優れた製品も多く、皮膚障害の予防として使用することができます。
　各製品の特徴を生かして隙間を補正し、平面でない腹壁と平面な面板とを、いかに手間をかけず簡便に密着させるかがポイントとなります。

文献

1）ストーマ・排泄リハビリテーション学用語集．第3版．日本ストーマ・排泄リハビリテーション学会編．東京，金原出版，2015，139．
2）安田智美．"ストーマ用品の分類"．ストーマリハビリテーション 基礎と実際．第3版．ストーマリハビリテーション講習会実行委員会編．東京，金原出版，2016，101．
3）斎藤由香ほか．"ストーマ装具の種類と適応"．カラー写真で見てわかるストーマケア．大村裕子編．大阪，メディカ出版，2008，49-57．

088 練状皮膚保護剤（ねりじょう） （阪口裕子）

■練状皮膚保護剤とは（図1～4）

成分は、皮膚保護剤にアルコール、アルコール可溶性ポリマー、ワセリンを加えてのり状に練り、ペースト状にしたものである。ストーマ近接部の細かいしわや浅い窪みの補正に用いる。

製品の多くはチューブに入っており、アルコールが含有されているので軟らかくて伸びがよく、使用しやすい。チューブから絞り出し、30秒ほどアルコールを揮発させてから使用するが、アルコール過敏症患者や化学療法中の患者に使用すると、アルコール性の皮膚障害を起こすことがある。また、びらんなどの皮膚障害のある部位では、アルコール刺激で疼痛を誘発するため、使用を避ける。

アルコールを使用していない製品もあり、アルコール含有物が使用できない患者に選択する。

絞り出しに握力が必要なため、握力の弱い患者にはスティック状の練状皮膚保護剤を使用するとよい。

DATA

間違えやすい用語
→ 用手成形皮膚保護剤　087

患者さんへの言い換え
→ しわやくぼみを埋めるペーストまたはパテ

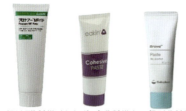
（アルケア株式会社）（イーキンジャパン株式会社）（コロプラスト株式会社）
図1 合成系・混合系・ノンアルコール製品

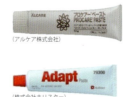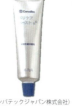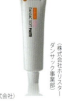
（アルケア株式会社）（株式会社ホリスター）（コンバテックジャパン株式会社）（株式会社ホリスター ダンサック事業部）
図2 合成系・混合系・アルコール含有製品

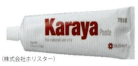
（株式会社ホリスター）
図3 天然カラヤガムペースト（アルコール含有）

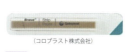
（コロプラスト株式会社）
図4 スティック状のペースト

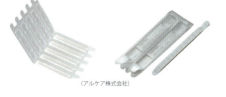
（アルケア株式会社）

クオリティUPのぽいんと！ ●練状皮膚保護剤使用時のポイント

練状皮膚保護剤は粘着性があり、直接手で扱うと手にベタつきが残るため、面板に直接塗るようにしましょう（図5）。ペーストは乾燥させるとチューブ内部で固まってしまうため、使用した後はふたをきっちり閉めましょう。

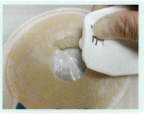
図5 面板への塗布

文献
1）ストーマリハビリテーション基礎と実際．第3版．東京，金原出版，2016, 96-101, 134-46.
2）菅井亜由美編．"ストーマの基礎知識Q＆A"．ストーマ術後ケアまるっとわかるQ＆A 95．大阪，メディカ出版，2013, 27-6, 41-3.

089 粉状皮膚保護剤 （こなじょう）

（阪口裕子）

■粉状皮膚保護剤とは（図1～4）

皮膚保護剤を粉末状にしたもの。水分を吸収しゲル化する。高い吸収力を持ち、皮膚を保護し、面板の溶解・膨潤を抑制する。

ストーマ周囲皮膚に生じたびらんからの滲出液の吸収や、ストーマ粘膜と面板の隙間に露出した皮膚を保護する目的で使用する。

使用する部分はストーマ粘膜と面板の隙間に露出した皮膚で、ここに散布する。単色系（ワンピース系）装具を使用する場合は、貼付する前にストーマ粘膜全周囲に散布してから装具を装着する。面板貼付部全体に散布すると、面板と皮膚の密着が悪くなる場合があるため、余分な粉を残さないように払い落とす。

びらんした部位に使用すると、一時的に灼熱感が生じる場合があるため、そのことを患者に説明してから使用する。

DATA

患者さんへの言い換え

➡ 皮膚やただれを保護するパウダー

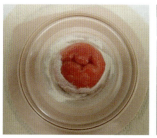

図1 ストーマ粘膜と面板の隙間の露出した皮膚

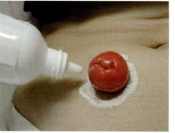

図2 単品系装具装着時

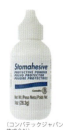
（コンバテックジャパン株式会社）

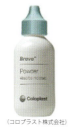
（コロプラスト株式会社）

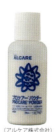
（アルケア株式会社）

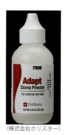
（株式会社ホリスター）

図3 合成系・混合系

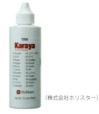
（株式会社ホリスター）

図4 天然カラヤガムパウダー

"クオリティUP"のぽいんと！ ●粉状皮膚保護剤使用のコツ

ストーマの3時と9時の方向は患者さんにとって下側になり、見えづらく散布しにくい場所です。粉を指にのせてつけるようにすればつけやすいことを説明しましょう。

文献

1）ストーマリハビリテーション基礎と実際. 第3版. 東京, 金原出版, 2016, 96-101, 134-46.
2）菅井亜由美編. "ストーマの基礎知識Q＆A". ストーマ術後ケアまるっとわかるQ＆A 95. 大阪, メディカ出版, 2013, 27-6, 41-3.

ストーマアクセサリー・ケア用品 ほかのケア用品

090 粘着剥離剤

（南部真里恵）

■粘着剥離剤とは（図1〜3）

ストーマ用装具や医療用テープなどの粘着剤のついた製品を皮膚から除去するときに使用する、剥がす専用の薬剤である。皮膚のぜい弱な高齢者、粘着力の強い装具を剥離する場合などに使用する。

成分には、植物性オイルのD-リモネン（植物系油脂系溶剤）や、オイル系溶剤のジプロピレングリコールメチルエーテルなどが使用されている。その溶剤やオイルによって、ハイドロコロイドやアクリル系などの粘着剤を皮膚からやさしく剥がしやすくし、皮膚に残った粘着剤のべたつきも除去することができる。

一方で、装具の粘着剤の作用を弱める働きがあるので、面板や医療用テープなどを貼り直す際は、皮膚に残らないように清拭する必要がある。

個包装タイプのものは必要枚数の携帯に便利であり、ボトルタイプは1本が小さめで持ち運びがしやすい。使用感や使いやすさで使い分けをすることが多い。皮膚に残らないように清拭する必要がある（図4）。

DATA

間違えやすい用語
➡ 剥離ライナー

患者さんへの言い換え
➡ 面板など皮膚に貼ったものをやさしく剥がすための薬品

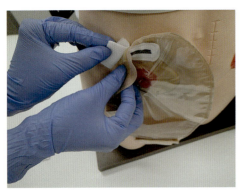

図1 ワイプタイプ

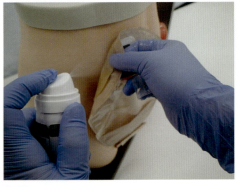

図2 スプレータイプ

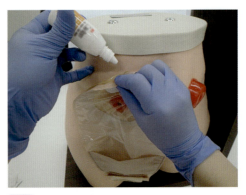

図3 ボトルタイプ

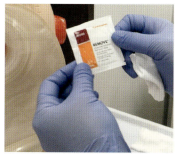
①剝離剤を準備する。

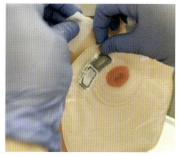
②面板の1カ所を少しめくる。

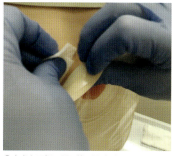
③皮膚と面板の間に染み込ませる。

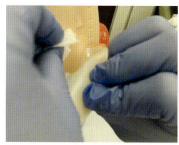
④装具は引っ張らず、剝離剤を使用している手で皮膚を押さえながら愛護的にはがしていく。

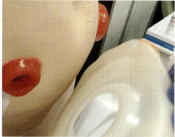

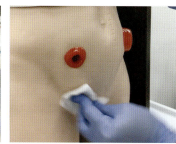
⑤皮膚に油分が残っているので、愛護的に洗浄（清拭）する。

図4 粘着剝離剤の使い方

"きくばり力UP"のぽいんと！　●ゆっくり、染み込ませながら剝すのがコツ

粘着剝離剤は皮膚と粘着物の間に染み込ませながら使用することがポイントです。面板を引っ張るのではなく、皮膚を押さえるようにして、愛護的にゆっくり剝がしましょう。

製品によっては、アルコール含有のものもあるため、アルコールにかぶれやすい患者には、アルコールを含有しない製品を選択します。

文献
1) 前川厚子ほか．"ストーマ周囲の皮膚保護と清潔の技術"．ストーマケア：エキスパートの実践と技術．日本ET／WOC協会編．東京，照林社，2007，56-7．

091 皮膚被膜剤

(南部真里恵)

■ 皮膚被膜剤とは（図1～3）

皮膚被膜剤は、皮膚の生理機能を保ちつつ、皮膚の表面に薄い膜をつくることで、排泄物などの化学的刺激や粘着物の剥離刺激から皮膚を保護する働きをもつ薬剤である（表1）。皮膚が脆弱なストーマ保有者に予防的に使用したり、面板や医療用粘着テープなどによる剥離刺激を軽減したりしたいときに使用する。

また皮膚被膜剤は、皮膚保護剤や面板、医療用粘着テープを剥離する際の痛みの軽減や、皮膚の損傷を減らし、剥離力の低下（次に剥がすときに皮膚にかかる負担が緩和される）、角質水分量に代表される皮膚生理機能の保持にも有効である（図4）。

アルコール性、非アルコール性がある。

DATA

間違えやすい用語
➡ 皮膚保護剤　086～089

患者さんへの言い換え
➡ 皮膚を保護するための薬剤

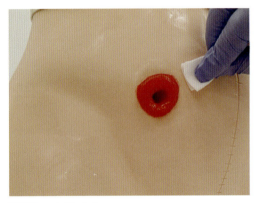
図1　ワイプタイプ

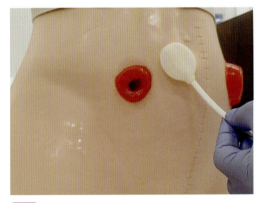
図2　スティックタイプ

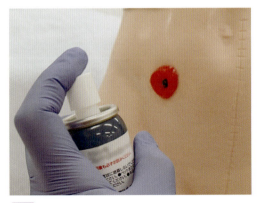
図3　スプレータイプ

表1 皮膚被膜剤の働き
- ●排泄物など化学刺激から皮膚を保護する
- ●物理的な剥離刺激から、皮膚の生理機能を保護する
- ●剥離時の痛みなどを軽減する

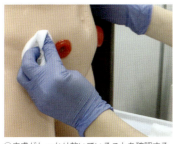
①皮膚がしっかり乾いていることを確認する。

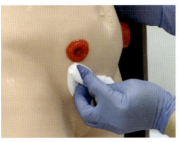
②被膜剤の準備。

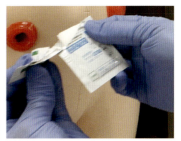

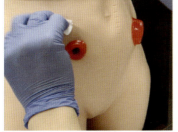
③被膜剤は、ストーマにかからないようにする。

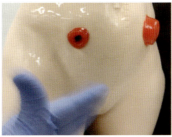
④しっかり乾かす。

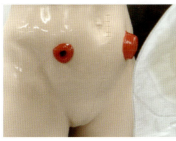
⑤肌が乾いていることを確認する。

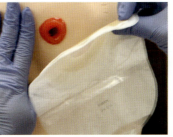
⑥装具を貼る。

図4 皮膚被膜剤の使い方

"きくばり力UP"のぽいんと！　●粘着剥離剤と外観が似ていることが多いので要注意

多くのメーカーが、粘着剥離剤と皮膚被膜剤を販売していますが、外観が似ていることが少なくありません。また英語表記のものもあるので、粘着剥離剤なのか皮膚被膜剤なのかをよく確認して、間違わないように気をつけましょう。

製品によっては、アルコール含有のものもあるため、アルコールにかぶれやすい患者には、アルコールを含有しない製品を選択します。

文献
1) 平川道子ほか．"皮膚保護材／材，アクセサリー類の使用"．ストーマケア：エキスパートの実践と技術．日本ET／WOC協会編．東京，照林社，2007，85．

092 皮膚清拭剤　　（森本伸一郎）

■皮膚清拭剤とは

皮膚清拭剤（skin cleanser）とは、皮膚を清拭する薬剤のこと。薬剤を清潔にしたい部分になじませることで、汚れを浮かすことができる。浮いた汚れをガーゼ類で拭き取ることで、皮膚を愛護的に保清する効果がある。汚れを浮かすことはできるが、強い洗浄作用や殺菌作用はない。製品によっては、拭き取りだけでなく、水分を使ったすすぎが必要なものもある。

石けんなどの洗浄剤と比較すると、拭き取りの後に保湿成分が残るため、保湿ケアも兼ねることができる。

シートタイプやオイルベースのリキッドタイプやクリームタイプ、泡タイプのものがあり（図1〜4）、個包装のものもある。

DATA

間違えやすい用語
➡ 皮膚被膜剤　091
　皮膚清拭剤には、皮膚を保護する作用はない。

患者さんへの言い換え
➡ 肌になじませて拭き取る洗浄剤

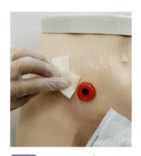
図1　シートタイプ

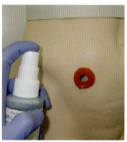
図2　リキッドタイプ

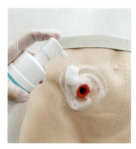
図3　泡タイプ

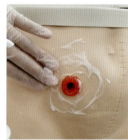
図4　クリームタイプ

"イレギュラー対応力UP"のぽいんと！　●いざというときに水なしで使えるメリット

基本的に拭き取るだけで洗浄効果があるため、普段使いだけでなく、外出先での急な装具の排泄物漏れや災害時など、すぐに水が用意できない場合にもおすすめです。患者さんには「こういうものもあるんですよ」と紹介し、個包装タイプの試供品を提供しておくことで、いざというときに役立つこともあります。

文献

1) 前川厚子ほか．"ストーマ周囲の皮膚保護と清潔の技術"．ストーマケア エキスパートの実践と技術．日本ET／WOC協会編．東京，照林社，2007, 56-62.
2) 佐内結美子．"皮膚洗浄剤"．ストーマリハビリテーション 実践と理論．ストーマリハビリテーション講習会実行委員会編．東京，金原出版，2006, 260.
3) 向井直人．"洗浄剤・清拭剤"．スキントラブルケアパーフェクトガイド．内藤亜由美ほか編．東京，学研メディカル秀潤社，2013, 273-4.

093 保湿剤

（森本伸一郎）

■保湿剤とは（図1）

　保湿剤は皮膚に塗布することで、皮膚に潤いを与える。また、水分の蒸散や排泄物の付着を予防する効果がある。

　種類を大別すると、撥水性タイプと水溶性タイプに分けられる。撥水性のものは軟膏のようにべたつきやすく、ストーマ周囲には用いにくい。ストーマ周囲に用いる場合は、べたつきが少ない水溶性タイプが好ましい。さらにクリーム剤よりもローション剤のほうがべたつきが少なく、密着性への影響も少ない。

　ローション剤は、保湿効果の高いスクワランやセリシン、角質層に浸透しやすいセラミドが配合されている製品がある。ストーマ周囲皮膚にローション剤を用いるときの量は米粒大とし、薄く延ばす。塗布後数分経過してもべたつく場合は、押さえ拭きや皮膚清拭剤などで洗浄を行う。

DATA

間違えやすい用語
→ 皮膚被膜剤 　091
→ 皮膚保護剤 　086〜089

患者さんへの言い換え
→ 肌をしっとりさせるクリーム

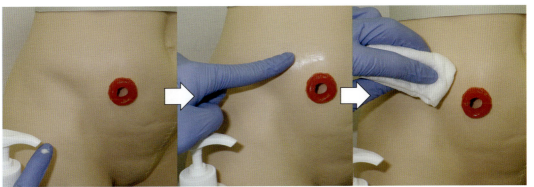

①米粒大のローションを手に取る。　②必要な部分に薄く塗布する。　③数分してもべたつきがあればガーゼなどで押さえ拭きする。

図1 ローション剤の塗布例

"クオリティUP"のぽいんと！　●必要性をよく検討してから使用する

　そもそもストーマ装具を貼付する部位は、皮膚保護剤で保護されているため、保湿の必要がない場合が多いです。保湿剤を使用する必要があるかは、よく検討してから使用しましょう。

文献
1）斎藤由香ほか．"皮膚被覆剤"．ストーマリハビリテーション　実践と理論．ストーマリハビリテーション講習会実行委員会編．東京，金原出版，2006，145．
2）渡邉光子ほか．"入浴指導"．ストーマケア　エキスパートの実践と技術．日本ET／WOC協会編．東京，照林社，2007，13．
3）清水宏．"外用薬の基剤と剤形"．あたらしい皮膚科学．第2版．東京，中山書店，2011，83-9．

094　固定具（ストーマベルトなど）

（山本絵美子）

■固定具とは

　固定具とは、ストーマ装具を固定する器具で、装具装着の安定性を高めるものである[1]。ストーマ用のベルトのことをいう。

　固定具には、ベルトタブに固定具の突起を引っ掛けるものと、サスペンダークリップではさむものの2種類がある。また、長さ調節はアジャスターのものと、マジックテープ式のものがある（図1）。

　各社ストーマ装具に合わせた固定具があり、そのほとんどは他社の装具でも使用できるが、確認が必要である。

　たとえば、ストーマの周囲に深いくぼみやしわがある場合に、固定具を使用することで、装具を腹壁にしっかりと密着させることができる。装具の密着性が高まることで、排泄物の漏れを回避し、より安心感を得ることができる。

DATA

間違えやすい用語
➡ ヘルニアベルト　095

患者さんへの言い換え
➡ ストーマ装具を固定する器具で、装具装着の安定性を高めるもの

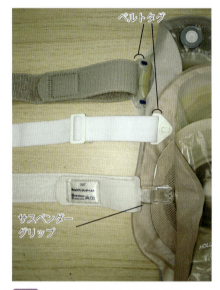

図1　各種ストーマベルトとベルトタブ

"きくばり力UP"のぽいんと!　●固定具の選択と固定の強さの目安、固定具によるかぶれの防止

　固定具を夜間も使用したい人には、長さ調整のアジャスターが背中に当たらないかを確認しましょう。当たる場合は、マジックテープ式のものがおすすめです。

　固定の強さは、固定具とおなかの間に指が2本程度入るよう調整しましょう（図2）。固定が強すぎると、ストーマ周囲やベルトタブの下に皮膚トラブルを起こす場合があります。

　固定具によるかぶれを発生させずに固定具を使用し続けられるよう、ハンカチや腹帯の併用など、工夫を提案しましょう。

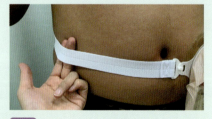

図2　ストーマベルト装着時の締め付けの確認方法

文献
1) 山本亜由美. "ストーマ用品の分類". ストーマリハビリテーション 基礎と実際. 第3版. ストーマリハビリテーション講習会実行委員会編. 東京, 金原出版, 2016, 105.

095 ヘルニアベルト

（山本絵美子）

■ヘルニアベルトとは（図1、2）

ストーマが関係するヘルニアとは、ストーマ孔に起こったヘルニア[1]のことをいい、ヘルニアベルトとは、ストーマ近傍にあるヘルニア（傍ストーマヘルニア）を押さえるベルトのことをいう。

ヘルニアベルトは、各社によって幅・生地・厚み・伸縮性・硬さ・形状などに違いがある。ストーマ袋を圧迫しないよう穴が開いており、穴のサイズは既製のもの、装具サイズに合わせてカットするもの、オーダーメイドのものがある。

傍ストーマヘルニアは、ストーマ周囲全体もしくは一部が"お碗"のように膨らむため、ヘルニアベルトでストーマ周囲を含めた広い面をしっかり固定することで、腹圧時の腹壁変化を軽減し、ヘルニアの増大を抑えることができる[2]。

DATA

間違えやすい用語
➡ ストーマベルト 094

患者さんへの言い換え
➡ ストーマ周囲のおなかの膨らみを軽減するもの

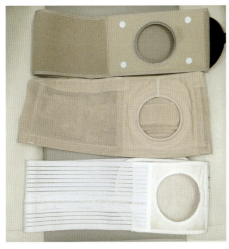

図1 幅や材質の違うヘルニアベルト

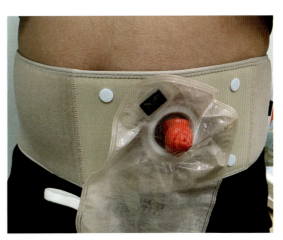

図2 ヘルニアベルト装着時の様子

"きくばり力UP"のぽいんと！　●患者にあった種類を紹介する

ヘルニアベルトは、メーカーによって3,000円～1万5,000円くらいと幅広く、決して安価なものではありません。そのためヘルニアベルトを紹介する際には、ストーマの造設された位置や体格を考慮し、幅の狭いもの、腸骨のラインに沿ってくりのあるベルトなど、より適切なものを選択できるよう、いくつかのベルトの情報を得ておくとよいでしょう。

ヘルニアベルトを装着する際は、横になりヘルニアが還納された状態で装着しましょう。

文献

1）板橋道朗ほか．"ストーマ合併症"．ストーマリハビリテーション 基礎と実際．第3版．ストーマリハビリテーション講習会実行委員会編．東京，金原出版，2016，216-7．
2）山本亜由美．"アクセサリー"．前掲書1）．

096　吸水剤

（森本伸一郎）

■吸水剤とは（図1）

吸水剤（water absorbent）とは水分を吸収する製材のこと。高分子ポリマーが水溶性排泄物の水分を吸収し、処理を容易にする。吸水すると排泄物はゲル化し、そのままトイレに排泄することができる。排泄する際に吸水剤もいっしょに流れでるため、そのつどストーマ袋内に補充する。

吸水剤がゲル化することで排泄時の排泄物の飛び散りを抑えたり、バルーニングの軽減、臭気の拡散を抑える効果がある。活性炭が配合された製品もあり、より臭気の軽減が期待できるものもある。しかしその場合は、活性炭の色素で排泄物が黒くなるため、本人や家族に事前の説明が必須であり、観便が必要な場合は不適である。

シート状や顆粒状、水溶性フィルムに個包装されているタイプがある。各社の1回分の吸水量は、300mL程度となっている。

DATA

患者さんへの言い換え

➡ 水便をゼリーのようにしてくれるもの

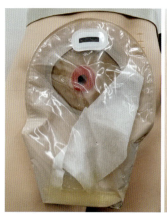 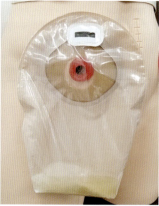 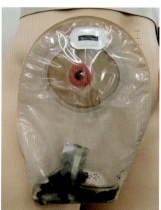

シートタイプ　　　　　　顆粒タイプ　　　　　　個包装タイプ活性炭入り

図1　さまざまな吸水剤

"クオリティUP"のぽいんと！　●ニーズをアセスメントしたうえで使用する

排泄物が水溶性の場合に使用するのが基本ですが、排泄口がキャップ式のストーマ袋は使用できません。排泄口を巻き上げ式に変える必要があるため、手技的に可能であるか確認が必要です。手技が増えるうえに、コストも余分にかかるため、患者さんやキーパーソンが何に悩み、本当に必要であるかをアセスメントしたうえで、購入を検討したほうがよいです。

文献

1）斎藤由香ほか．"吸水剤"．ストーマリハビリテーション 実践と理論．ストーマリハビリテーション講習会実行委員会編．東京，金原出版，2006，147．
2）向井直人．"洗浄剤・清拭剤"．スキントラブルケアパーフェクトガイド．内藤亜由美ほか編．東京，学研メディカル秀潤社，2013，273-4．

097 消臭剤

(西浦一江)

■消臭剤とは

消臭剤とは、主として化学反応、吸着作用、生物作用などで臭気を除去するものである[1]。消臭剤には、作用機序による分類と使用方法による分類がある。

〈作用機序による分類〉[2]
- 分解型：悪臭のあるガスを化学的に分解して無臭化を図るもの。
- 反応型：化学反応によってほかの臭いに転化するもの。
- 吸着型：臭いを吸着して無臭化を図るもので、おもに活性炭を使用している。

〈使用方法による分類〉[2]（図1～4）
- ストーマ袋に入れて消臭するもの。
- 脱臭フィルターをストーマ袋に装着するもの。
- 排泄処理後に噴霧して空気中の臭いを消すもの。
- ストーマ袋を覆って消臭するもの。

DATA

間違えやすい用語

➡ **防臭法**
匂いが外に漏れないようにする方法[1]

➡ **脱臭法**
匂い成分を酸化・吸着除去された気流にする方法[1]

患者さんへの言い換え

➡ 便の臭いを抑えるもの

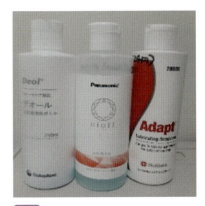

図1 消臭剤①
ストーマ袋内に入れる液状のもの

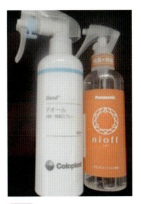

図2 消臭剤②
噴霧して消臭するもの

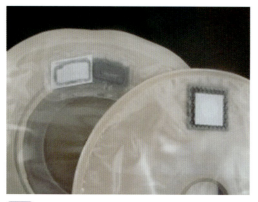
図3 脱臭フィルター
シール不要

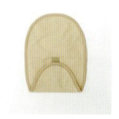
図4 消臭パウチカバー

"クオリティUP"のぽいんと！ ●消臭剤の使い方

　ストーマ袋の中に入れる消臭剤には液状・粉状のものがある。排泄物を処理するたびに追加して入れる必要がある。脱臭フィルターの効果は1〜2日といわれている。防水タイプとそうでないものがあり、防水タイプでないものは、入浴時に付属している防水シールを貼付する。防水シールを忘れないように袋に貼付しておくのも一つの方法である。
　消臭剤はじめ、さまざまなアクセサリーの上手な使い方を患者さんにアドバイスし、快適なストーマ生活に導きます。

文献

1）ストーマ・排泄リハビリテーション学用語集．第3版．日本ストーマ・排泄リハビリテーション学会編．東京都，金原出版，2015，26，39，62．
2）山本亜由美．"アクセサリー"．ストーマリハビリテーション 基礎と実際．第3版．ストーマリハビリテーション講習会実行委員編．東京，金原出版，2016，103．

MEMO

098 腹帯・パウチカバー （山本絵美子）

■腹帯・パウチカバーとは[1]

　腹帯（図1）とは、伸縮性のある軟らかい素材でできたチューブ型の腹帯である。ストーマ装具を通す穴を自在に開けることができ、切った布の端の始末も必要がない。腹帯の長さを調整することで、排泄物の入ったストーマ袋を支え、腹部にかかる重さを軽減することができる。伸縮性があるため、仕事やスポーツなど活動性が高い場合にも、ストーマ袋を安定させることができる。

　パウチカバー（図2）には、消臭機能のあるものや、デザイン性のあるものがある。パウチカバーを使用することで、ストーマ袋内の排泄物を見えなくすることができる。

　腹帯・パウチカバーともに、夏場や入浴後などの、ストーマ袋と接する部分の水分や汗を吸収することができる。また、ストーマ袋と衣類の擦れる音なども軽減することができる。

DATA

間違えやすい用語
➡ ストーマ袋

患者さんへの言い換え
腹帯 ➡ ストーマ袋を覆うことができる帯
パウチカバー ➡ ストーマ袋を覆うもの

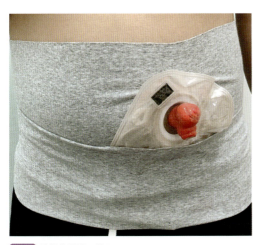

図1 腹帯装着時の様子
下1/3枚を折り返して、ストーマ袋の重さを支えている。

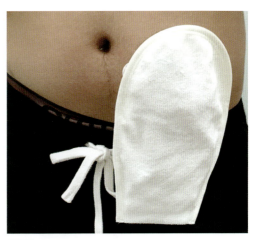

図2 パウチカバー装着時の様子

"きくばり力UP"のぽいんと！　●腹帯やパウチカバーのメリット

　尿路ストーマの場合に、夜間のチューブのよじれを軽減してくれるパウチカバーなどがあります。また、ストーマがへそ上にあり、ストーマ袋をズボン下に収めるのが難しく、ストーマ袋を固定しづらい場合でも、パウチカバーや腹帯を上手に使うことでストーマ袋の揺れなどを軽減し、安心感につなげることができます。また、衣類とストーマ袋の擦れる音なども軽減されます。

文献
1) 紫﨑真澄．"ストーマ用品"．ストーマリハビリテーション 実践と理論．ストーマリハビリテーション講習会実行委員会編．東京，金原出版，2006，127．

099 ノギス

(阪口裕子)

■ノギスとは（図1）

ストーマサイズを計測するために使用する。

ストーマサイズ[1]とは、ストーマの大きさ（ストーマ皮膚縁の縦径、横径、高さ＝皮膚からストーマ口までの最短距離）をいう（図2～4）。医療現場ではノギスを使用するが、一般家庭にないため、患者さんへは、ストーマサイズが変化したと感じたときには、購入した面板の箱の中にペーパーのストーマゲージ（図5）が入っているため、そのストーマゲージで確認することを指導する。

感染予防として、ノギスを患者ごとに消毒できない場合は、ディスポーザブルのメジャーシールを使用する（図6）。

DATA

患者さんへの言い換え

➡ ストーマを計測する物差し

ディスポーザブルのメジャーシールを用いてもよい。

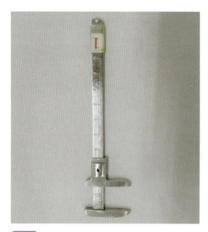

図1 ノギス

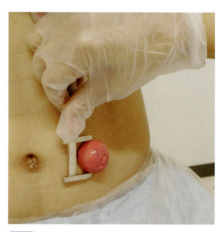

図2 縦径の計測

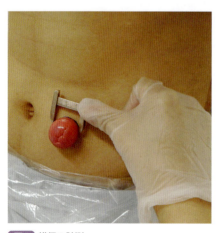

図3 横径の計測

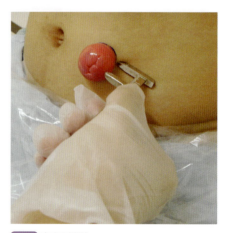

図4 高さの計測

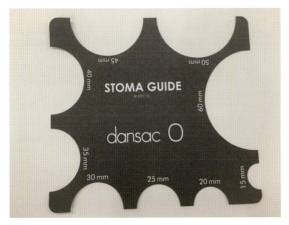

図5 ストーマゲージ
(画像提供：株式会社ホリスター ダンサック事業部)

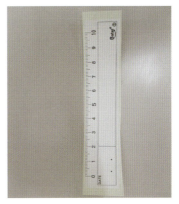

図6 ディスポーザブルのメジャーシール

"きくばり力UP"のぽいんと！

●ストーマゲージを使ったストーマサイズの計測

　ストーマサイズが変化したと思ったときには、購入した面板の箱の中に入っているストーマゲージなどを用いて計測することを説明しましょう（図5、7）。

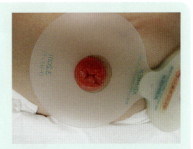

図7 ストーマゲージの合わせ方

文献

1）ストーマリハビリテーション・排泄リハビリテーション学用語集．第3版．日本ストーマ・排泄リハビリテーション学会編．東京，金原出版，2015，31．

MEMO

100 マーキングディスク (阪口裕子)

■マーキングディスクとは（図1）

術前のストーマの位置決定に用いる円盤[1]。金属製やプラスチック製のものがある。

大きさは小児用で直径6.0cm，標準体重用は直径7.0cm，肥満者用で直径7.5cm，8.0cmがあり、患者の体格によって選択して使用する。

やせ型で小柄な女性や高齢者で、腹部の面積が狭い場合は小児用のマーキングディスクを用いる場合もある。

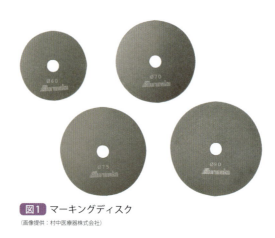

図1 マーキングディスク
（画像提供：村中医療器株式会社）

"きくばり力UP"のぽいんと！　●マーキングディスク使用時のひと工夫

ディスクが金属の場合は、そのまま腹部に触れるとディスクが冷たいため、手のひらで温めてから腹部に置き冷感を与えないように配慮します。

文献

1）ストーマリハビリテーション・排泄リハビリテーション学用語集．第3版．日本ストーマ・排泄リハビリテーション学会編．東京，金原出版，2015，64．

101　洗腸

（西浦一江）

■ 洗腸とは

大量の水や薬剤を注入して、腸内容物をほぼ完全に排除することである[1]（図1）。

灌注排便法とは、ぬるま湯を結腸に注入して排便させることである。治療法ではないが、適応の決定は医師が行う必要がある[1]。灌注排便法の目的は、ストーマ装具を使用しないで生活できるように、排便時間帯か排便間隔をコントロールすることにある[2]。

適応は、①左結腸ストーマである、②傍ストーマヘルニアやストーマ脱出がない、③患者に理解力がある、④時間と場所を確保できることなどがある。

しかし、①下痢状態の場合、②分子標的薬を含む抗がん剤を服用している場合、③腸管に放射線療法を浴びている場合、④清潔な水が入手できない場合は洗腸は控える[3]。

DATA

間違えやすい用語

➡ 浣腸療法
　治療の目的に薬剤を浣腸すること[1]

➡ 順行性洗腸療法
　小腸・虫垂・盲腸皮膚瘻を介して液体を注入し、順行性に洗腸を行う方法[1]

患者さんへの言い換え

➡ 腸洗浄
➡ 大腸の中にたまっている便を洗い流す方法

---

① 37〜40℃の微温湯を、注入量よりも500mL多めに洗腸液袋に入れます。これは、最後にスリーブやストーマを洗浄する際に使用するためです。注入量は忘れないように、油性ペンなどで印をつけておくほうが安全です。

② 洗腸液袋はストーマの高さより60〜80cm上につるします。

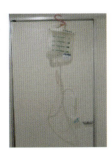

③ スリーブを装着します。

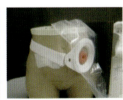

④ 洗腸用面板にスリーブを取り付け、ベルトで腹部に固定します。

⑤ スリーブの長さはトイレにつからない程度でカットします。

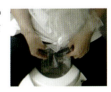

⑥手袋をした利き手に潤滑剤をつけて、ストーマ孔に入れて腸の走行を確認し、潤滑剤をつけたアダプターをストーマに挿入します。

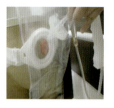

⑧洗腸液終了後は、コーンをそのまま押さえて5分待ちます。その後、コーンをストーマから外します。便が勢いよく出てくるので、スリーブの上をクリップで止めます。

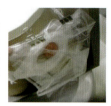

⑦洗浄液は1分間に100mLの速さで、医師の指示量を注入します。入らないときはコーンの向きをかえたり、深呼吸をしてリラックスしてもらいます。

⑨20～30分ほどで便が排出されます。便の最後のサインとして透明に近い黄色の粘液（後便）になったら、終了です。最後に、残しておいた洗腸液でストーマやスリーブを洗浄します。

図1 洗腸の手順

"クオリティUP"のぽいんと！　●洗腸の指導

洗腸を開始する前には、①全身状態や残存腸管に問題がないか医師に確認して許可を得ることや、②自然排便法を習得していることが条件となります[3]。洗腸には1時間ほど要するため、時計を準備したり、ラジオや本などを準備すること、トイレの寒さ・暑さ対策ができる環境にしておくことなどを説明しておきます。ストーマ外来では指導回数が少ないので、注入量、注入時間、排便量、排便間隔、そのほかの症状などを記録して、患者さん自身が慣れるまで評価するように指導することが重要です。

文献

1) ストーマリハビリテーション・排泄リハビリテーション学用語集. 第3版. 日本ストーマ・排泄リハビリテーション学会編. 東京, 金原出版, 2015, 10, 11, 25, 42.
2) 船橋公彦. "強制排便法". ストーマリハビリテーション 実践と理論. ストーマリハビリテーション講習会実行委員会編. 東京, 金原出版, 2006, 116.
3) 渡邊成. "灌注排便法とは". ストーマリハビリテーション 基礎と実際. 第3版. ストーマリハビリテーション講習会実行委員会編. 東京, 金原出版, 2016, 178-80.

102 洗腸用具

（西浦一江）

■洗腸用具とは（図1、2）

洗腸や灌注排便に用いる器具[1]で、洗腸液を注入するときに用いる洗腸注入部品と、排泄された便を便器に誘導する洗腸排泄部品からなる[2]。

〈洗腸注入部品〉

洗腸液袋は洗腸液を入れる袋[1]であり、ストーマより60〜80cmの高い位置に吊り下げて用いる。洗腸液注入アダプター（図3）は、洗腸液を結腸内へ注入する際にストーマにあてる器具[1]であり、円錐形をしており、メーカーによって素材や先端の太さが異なる。洗腸液袋と洗腸液注入アダプターを接続させるチューブには、流量監視器、流量調節器がついている[2]。

〈洗腸排出部品〉（図4）

洗腸液排出スリーブは、洗腸や灌注排便内容を便器に捨てるのに用いる袖状の管[1]で、上下とも開放している。上部の開放部から洗腸液注入アダプターを挿入し、下部の開放部は便器内に入れ、便を誘導する。

洗腸用面板は、洗腸液排出用スリーブを身体に圧抵する平板ないしは輪であり、洗腸用面板に洗腸液排出スリーブを取り付け、ストーマ周囲の皮膚にベルトで固定して用いる[2]。

DATA

間違えやすい用語
➡ 浣腸用具
　浣腸に用いる器具[1]

患者さんへの言い換え
➡ 洗腸用用品
➡ 洗腸するのに必要な用具や用品

ストーマアクセサリー・ケア用品

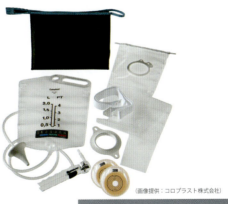
（画像提供：コロプラスト株式会社）

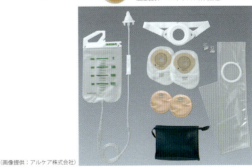
（画像提供：アルケア株式会社）

図1 おもな洗腸用具

図2 洗腸用具一式
会社によって、セットの中身に違いがある。

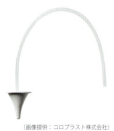
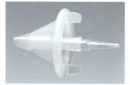
（画像提供：コロプラスト株式会社）　（画像提供：アルケア株式会社）

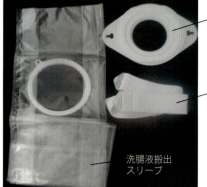

洗腸用面板
固定用ベルト
洗腸液搬出スリーブ

図3　注入用アダプター
左：円錐型、右：二段型。
フィンガーブジーをして、注入用アダプターの大きさを選択する。

図4　洗腸排出部品

"クオリティUP"のぼいんと！　●用具の選択

　ストーマにフィンガーブジーを行い、ストーマ口の大きさを確認して、洗腸液注入用アダプターの先端の太さを選択します。
　流量監視器は、点滴の滴下量測定用のドロップチャンバーに類似したものや、水車の回転によって流量速度や逆流を視覚的に観察できるようになっているものがある[3]（図5、6）ので、患者さんが実際に触って、やりやすい用具を選択してもらいます。

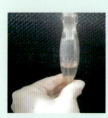
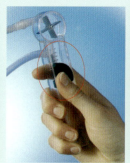
（画像提供：コロプラスト株式会社）
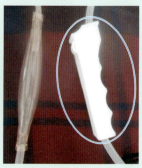
（画像提供：コロプラスト株式会社）

図5　流量監視器
点滴の滴下量測定用のドロップチャンバーに類似したもの（左）と水車の回転により流量速度や逆流を視覚的に観察できるようになっているもの[3]（右）。

図6　洗腸注入部品
点滴セットのものより大きめのロールクランプやスライダー方式で握りやすい形状に工夫されている[3]。

文献

1）ストーマリハビリテーション・排泄リハビリテーション学用語集．第3版．日本ストーマ・排泄リハビリテーション学会編．東京，金原出版，2015，11，36．
2）山本亜由美．"ストーマ用洗腸用具"．ストーマリハビリテーション 基礎と実際．第3版．ストーマリハビリテーション講習会実行委員会編．東京，金原出版，2016．101-2．
3）斎藤由香．"洗腸用具およびストーマの装具部品、付属品などのアクセサリー"．ストーマリハビリテーション 実践と理論．ストーマリハビリテーション講習会実行委員会編．東京，金原出版，2006．141-2．

ストーマ合併症

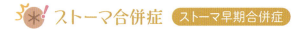

103 ストーマ早期合併症

(榊裕美)

■早期合併症とは

ストーマ合併症とは、ストーマ保有者が排泄とストーマ管理を行うことが困難であり、日常生活に支障をきたしている状態のことである[1]。

早期合併症は、手術の侵襲から完全に復帰しないうちに起こる合併症である[2]。早期合併症の定義は厳密には存在しないが、実際的には術後1カ月以内で区切られることが多い。

早期合併症はおおまかに、手術手技に起因するものストーマの扱いに不慣れなために生じるものに分けられる。手術手技に起因するものとしては浮腫や血流障害、壊死、粘膜皮膚離開など、ストーマの扱いに不慣れなために起こりやすいものとしてはストーマ感染、ストーマ周囲腫瘍やストーマ外傷などが挙げられる。

DATA

間違えやすい用語
→ ストーマ晩期合併症　113

患者さんへの言い換え
→ ストーマ造設手術後、およそ1カ月以内に起こるストーマ自体や周囲の皮膚などの不具合や問題

"きくばり力UP"のぽいんと！　●否定的な言動はとらない

ストーマの受容を進めるために、処置やケア中は否定的な言動を避け、患者さんの疼痛や処置への受け入れを労います。「頑張っておられますね」「気になることはありませんか」などと声かけし、反応を確かめながら、ともにストーマに向き合う姿勢が大切です。合併症の症状に改善が見られる場合は、わかりやすい言葉で説明しともに喜びましょう。

文献

1) 日本ストーマ・排泄リハビリテーション学会ほか編．"ストーマ合併症の定義と分類"．消化管ストーマ造設の手引き．東京，文光堂，2014, 178-82.
2) ストーマ・排泄リハビリテーション学用語集．第3版．日本ストーマ・排泄リハビリテーション学会編．東京，金原出版，2015, 37.

104 ストーマ粘膜皮膚離開 （宮﨑菜採美）

■ **ストーマ粘膜皮膚離開とは**

ストーマ造設において、縫合した腸管断端と皮膚縁とが癒合せずに、離開する現象[1,2]である（図1）。

原因には、縫合部の循環障害・壊死、皮膚にあけたストーマ孔が過大なために生じる縫合部への力学的緊張、縫合部の感染、低栄養状態、糖尿病の合併、抗がん剤・ステロイド投与などによる創傷治癒の障害などが挙げられる。離開部に排泄物が侵入すると感染を起こす可能性があり、さらに腹膜炎の症状を呈すると緊急手術が必要になることもある。感染が疑われる場合と、明らかな感染徴候が認められない場合でケア方法が異なるため（表1）、よく観察、アセスメントして、創傷治癒環境を整える。長期的には、ストーマの狭窄・変形を生じることもあり、継続的な観察が必要である。

DATA

間違えやすい用語
➡ 哆開（しかい）
腹壁縫合創が全層にわたって裂開した状態のこと[3]

患者さんへの言い換え
➡ ストーマと皮膚が十分に密着していない状態

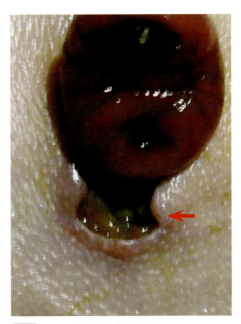

図1 ストーマ粘膜皮膚離開の状態

ストーマ合併症

表1 ストーマ粘膜皮膚離開部のケア方法

明らかな感染徴候が ない場合	・離開部を温めた生理食塩水でよく洗浄する。 ・離開が浅い場合は、粉状皮膚保護剤を充塡する。 ・欠損が深い場合は、医師の許可を得て、アルギン酸塩創傷被覆材（カルトスタット®な ど）を充塡する。 ・必要に応じて用手成形皮膚保護剤などを使用する。 ・創部への排泄物の入り込みがある場合は、1～3日で装具を交換する。 ・排泄物の入り込みがなければ3～5日ごとの装具交換も可能。
感染徴候や壊死組織が ある場合	・離開部を温めた生理食塩水でよく洗浄する。 ・二品系装具または単品系窓付き装具を選択する。もしくは短期交換が可能な単品系装具を 使用し、1～2日ごとに交換する。 ・面板ストーマ孔を創部が露出する大きさに開け、密閉しない。 ・排泄物の入り込み状態に応じて、1日1～数回、離開部を洗浄する。

"イレギュラー対応力UP"のぽいんと！　●ケア方法の決定

　ケアは、創傷治癒理論の原則にのっとって行います。離開部を温めた生理食塩水でよく洗浄し、明らかな感染徴候がない場合は離開部をストーマ装具で覆います。一方、感染徴候や壊死組織がある場合は、密閉すると膿や壊死組織が貯留して状態が悪化するため、開放して管理します（表1）。部位、大きさ、深さ、滲出液の性状・量、感染の有無、周囲の皮膚障害の有無をよく観察し、医師と相談して、ケア方法を決定しましょう。

文献

1）舟山裕士ほか."ストーマ合併症".ストーマリハビリテーション 基礎と実際.第3版.ストーマリハビリテーション講習会実行委員会編.東京,金原出版,2016,209-15.

2）"粘膜皮膚離開".消化管ストーマ関連合併症の予防と治療・ケアの手引き.日本ストーマ・排泄リハビリテーション学会ほか編.東京,金原出版,2018,108-14.

3）片岡ひとみ."ストーマ粘膜皮膚接合部離開".ストーマケアの実践.松原康美編.東京,医歯薬出版,2007,115-7,（ナーシング・プロフェッション・シリーズ）.

105 ストーマ陥没・陥凹

（藤原裕子）

■ストーマ陥没・陥凹とは（図1）

ストーマ陥没とは、ストーマが周囲皮膚レベルよりも相対的に低いまたは没した状態のことをいう[1]。

ストーマ陥没は、①ストーマ周囲皮膚よりも低くなっている、または高さのないストーマ陥凹（図2）、②ストーマ周囲皮膚が落ち込み、異常にくぼんだ（すり鉢様）状態となるストーマ周囲陥凹（図3）、③ループ式ストーマの中隔が落ち込み、単孔式ストーマに見えるストーマ中央陥没（図4）、④周囲皮膚がストーマに覆いかぶさる没ストーマ（図5）に分類される[2]。

原因としては、ストーマ造設時に腸管が十分引き出せず高さが出せなかった場合や、術後に粘膜皮膚接合部に離開などの合併症を起こした場合があり、低栄養・免疫抑制薬の投与を受けている患者や肥満患者に多く発生している。

DATA

間違えやすい用語
➡ 平坦型ストーマ 126

患者さんへの言い換え
➡ おなかの皮膚と同じ高さ、またはそれよりくぼんでしまった状態のストーマ

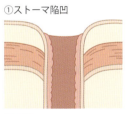
①ストーマ陥凹

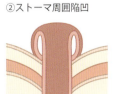
②ストーマ周囲陥凹

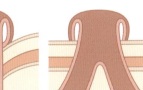
③ストーマ中央陥没

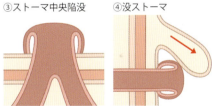
④没ストーマ

図1 ストーマ陥没の分類

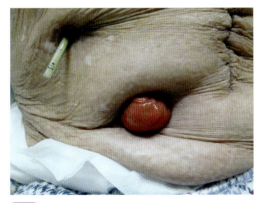
図2 ストーマ陥凹

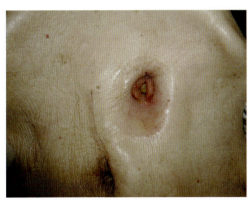
図3 ストーマ周囲陥凹

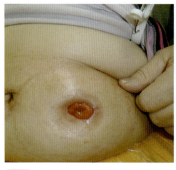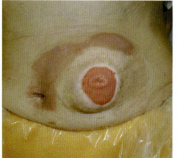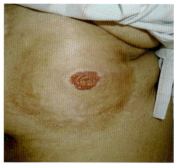

図4 ストーマ中央陥没

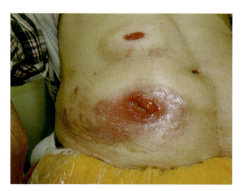

図5 没ストーマ

"クオリティUP"のぽいんと！　●面板の腹壁への追従性を高める工夫

　ストーマ近接部への面板の固定が不十分となり、排泄物の面板の下への潜り込みや、腹壁への追従が悪いため面板が剥がれやすい状態となり、ストーマ周囲皮膚炎を起こしやすくなります。
　そのため、便が漏れない・皮膚障害が起こらないケアが必要です。面板は腹壁の状態を評価し追従するものを選択し、排泄物の性状に合わせて用手形成皮膚保護剤も使用し、密着性を高めます。凸面型装具を選択することが多く、ストーマベルトも使用します。

文献
1）ストーマ・排泄リハビリテーション学術用語集．第3版．日本ストーマ・排泄リハビリテーション学会編．東京，金原出版，2015，30．
2）消化管ストーマ関連合併症の予防と治療・ケアの手引き．日本ストーマ・排泄リハビリテーション学会ほか編．東京，金原出版，2018，115-21．
3）工藤礼子．"ストーマの高さがスキンレベルの患者のケアと装具選択"．ストーマケア実践ガイド．松原康美編．東京，学研メディカル秀潤社，2013，121-6．

106 ストーマ周囲皮膚障害

（松村重光）

■ストーマ周囲皮膚障害とは

ストーマ周囲皮膚障害とは、「かぶれ」や「ただれ」と表現されるストーマ周囲皮膚に生じる炎症[1]によって引き起こされる皮膚障害のことである。

ストーマ周囲皮膚に紅斑や表皮剥離、びらん、潰瘍、肥厚、水疱、色素沈着、色素脱出、紫斑、瘢痕などを呈した状態である。発生する可能性のある位置は、ストーマ近接部や面板貼付部、面板外縁部、その他の部位である（図1）。

症状として、滲出液や痒み、疼痛、灼熱感などの苦痛を伴う。皮膚障害の原因は、排泄物の付着などによる化学的原因、剥離刺激や不適なスキンケアなどによる物理的要因、発汗阻害や細菌の繁殖などによる生理的要因、放射線療法や化学療法による医学的原因がある。

DATA

間違えやすい用語
➡ ストーマ粘膜皮膚離開　104

患者さんへの言い換え
➡ ストーマの周りの皮膚のかぶれ

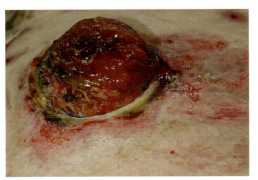

化学的・物理的要因によるストーマ周囲皮膚障害。
図1 ストーマ周囲皮膚障害

"クオリティUP"のぽいんと！　●ストーマ周囲皮膚障害のおもな原因と対策

剥がした面板の裏面を確認し、排泄物が付着している場合は排泄物による皮膚障害が考えられます。患者の自己判断で大きく面板開孔をしていたり、皮膚障害部位に装具を貼らないようにしていたりすることがあるので、予防教育が大切です。また、びらんや潰瘍部位からの滲出液が少量の場合は粉状皮膚保護剤を使用し、滲出液が多い場合は粉状皮膚保護剤を使用後にびらん・潰瘍部位よりやや広範囲に用手形成皮膚保護剤を使用し、その上から面板を貼付しましょう。

文献
1) 工藤礼子．"ストーマ周囲皮膚障害"．ストーマリハビリテーション 基礎と実際．第3版．ストーマリハビリテーション講習会実行委員会編，東京，金原出版，2016，234-7．

107　ストーマ部感染・ストーマ周囲膿瘍

（榊裕美）

■ストーマ部感染・ストーマ周囲膿瘍とは
（図1〜4）

　ストーマ部感染とは、消化管や尿路を人為的に体外へ誘導して造設した開放口部分の感染を指す。またストーマ周囲膿瘍は、ストーマに連なる体表部分にできた膿瘍のことである[1]。膿瘍とは真皮に膿が貯留したものを指すが、この場合は皮下組織に生じるものも含めることが多い[2]。

　ストーマ粘膜皮膚縫合創やストーマ近接部の皮膚に発赤や腫脹、熱感、疼痛があり、膿瘍形成がない場合は抗菌薬の投与、膿瘍形成がある場合は排膿処置が実施される。低栄養状態や免疫低下、局所循環障害が誘因とされ、その原因として、ストーマ造設時の手術手技や、術後のストーマ装具交換時の不慣れな手技や管理、びらんなどの皮膚障害による感染が挙げられる[3]。

DATA

間違えやすい用語
➡ ストーマ粘膜皮膚離開　104
➡ ストーマ周囲皮膚障害　106

患者さんへの言い換え
➡ ストーマの周りに菌が増えている、または膿（うみ）がたまっている状態

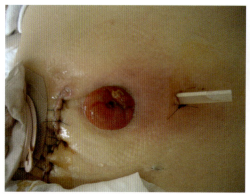

図1　面板貼付部外からのドレナージ方法

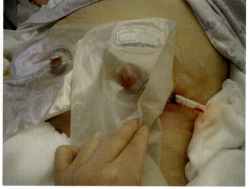

ドレーン挿入部位は面板貼付部を避ける。

"クオリティUP"のぽいんと！

●感染を起こさないための愛護的ケアや、重症化させないための早期発見に努める

　装具交換の際、愛護的ケアを心がけ皮膚損傷による感染を予防します。またストーマやストーマ周囲を注意深く観察して感染の早期発見に努めます。

　排膿切開やドレナージが実施された場合、排膿部位の面板貼付は避けます。装具交換は隔日くらいの短期交換とし、皮膚の観察を十分に行いましょう。粘膜皮膚接合部から排膿している場合は、二品系装具を使用して膿瘍腔を毎日洗浄し、デブリードマン作用のある創傷被覆材や粉状皮膚保護剤で保護します。

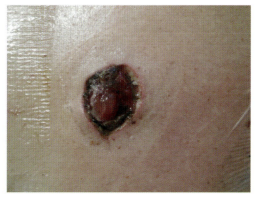

図2 粘膜皮膚離解を伴ったストーマ粘膜壊死（血流障害）
ストーマ周囲皮膚の発赤、腫脹が認められる。

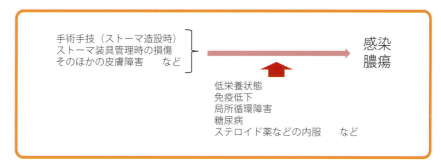

図3 感染や膿瘍形成の原因・誘因

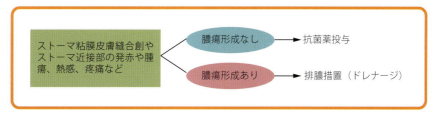

図4 治療法の選択

文献

1）ストーマ・排泄リハビリテーション学用語集．第3版．日本ストーマ・排泄リハビリテーション学会編．東京，金原出版，2015，30-1，32-3．
2）日本ストーマ・排泄リハビリテーション学会ほか編．"ストーマ部感染・ストーマ周囲膿瘍"．消化管ストーマ造設の手引き．東京，文光堂，2014，185．
3）日本ストーマ・排泄リハビリテーション学会ほか編．"ストーマ部感染・周囲膿瘍"．消化管ストーマ関連合併症の予防と治療・ケアの手引き．東京，金原出版，2018，129-33．

108 ストーマ壊死・血流障害

（宮﨑菜採美）

■ ストーマ壊死・血流障害とは

ストーマ血流障害は、ストーマ造設後に発生する血液還流の阻害[1]である。ストーマに血流障害が生じて壊死に陥ること[2]をストーマ壊死という（図1、2）。

原因は、手術手技による腸管辺縁血管の血流遮断、術後の浮腫による腸間膜圧迫などであり、ストーマ粘膜の色調は黒色、茶黄色、暗赤色、黄土色などを呈する。

軽度、もしくは一時的な血流障害の場合は経過を観察、粘膜上皮にとどまる壊死の場合には自然脱落を待つ。しかし、広範囲の壊死の場合は緊急手術となることもあるため、医師への報告と経時的な観察が必要である。

保存治療が選択された場合も、ストーマ粘膜皮膚接合部離開やストーマ狭窄が生じることがあるため、観察を継続する。

DATA

患者さんへの言い換え
➡ ストーマへ血液が流れにくくなっている状態

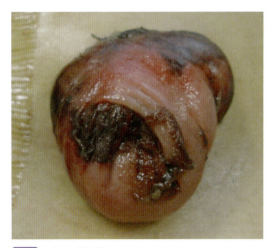

図1 ストーマ壊死①

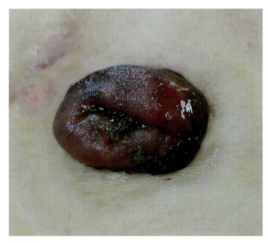

図2 ストーマ壊死②

"イレギュラー対応力UP"の ぽいんと！   ●経時的な観察が必要

　ストーマ壊死のある場合、壊死の状態やストーマからの排泄物の観察が重要です。ストーマ装具は、ストーマ袋が透明のものを選択します。また血流を維持するため、局所の圧迫を避けて面板は平面型を使用します。毎日もしくは2日に1回、交換してストーマの状態を直接観察するため、低粘着性のものがよいでしょう。ストーマ粘膜の色調・壊死範囲・弾力性、ストーマ粘膜皮膚離開の有無、ストーマ周囲皮膚の感染徴候の有無を観察し、医師との連携を密に図ります。

文献

1）日本ストーマ・排泄リハビリテーション学会ほか編. "ストーマ壊死・血流障害". 消化管ストーマ関連合併症の予防と治療・ケアの手引き. 東京, 金原出版, 2018, 123-8.

2）松原康美. 早期合併症（炎症性腸疾患以外の疾患）. WOC Nursing. 4(6). 2016, 55-9.

3）舟山裕士ほか. "ストーマ合併症". ストーマリハビリテーション 基礎と実際. 第3版. ストーマリハビリテーション講習会実行委員会編. 東京, 金原出版, 2016, 209-15.

MEMO

109 ▶ ストーマ瘻孔

(藤原裕子)

■ストーマ瘻孔とは

ストーマ瘻孔とは、ストーマ脚に発生した外瘻のこと[1]で、腹壁を貫通している腸管部分から発して、ストーマ周囲皮膚に瘻孔が開口している状態のことをいう[2]。

ストーマ造設時の運針の全層刺入によると考えられるものと、非吸収糸を用いた際に縫合糸膿瘍からの感染で、腸管壁が脆弱となり瘻孔ができるものとがある。

術後早期に発生する場合は、緊急手術など全身状態の悪い場合で、腸管の浮腫や炎症が強い状態や、栄養状態が不良の場合、ステロイド使用の既往があり組織が脆弱な場合には造設時の手技に関連して形成されやすい。また、コロストーマよりもイレオストミーに高頻度に発生し、クローン病患者にはよく見られる。

DATA

間違えやすい用語
➡ **ストーマ粘膜皮膚離開**　104

患者さんへの言い換え
➡ **ストーマ近くの皮膚にあいている穴**

"クオリティUP"のぽいんと！　●ストーマ瘻孔形成時の面板の貼り方

ストーマ瘻孔が形成された場合は、面板貼用に工夫が必要です。ストーマ近接部に発生した瘻孔の場合、瘻孔からの内容物が便のときには、1枚のストーマ装具で瘻孔部を含めるように面板孔を開けて貼用します。さらに瘻孔がストーマ近傍から離れている場合には、面板にストーマ用と瘻孔用の穴をあけます。瘻孔が面板貼付部から離れている場合には、それぞれに面板を貼用しますが、その際には2枚の面板が重なり合わないように貼用しましょう。

文献

1）ストーマ・排泄リハビリテーション学術用語集. 第3版. 日本ストーマ・排泄リハビリテーション学会編. 東京, 金原出版, 2015, 34.
2）舟山裕士ほか. "ストーマ合併症". ストーマリハビリテーション 基礎と実際. 第3版. ストーマリハビリテーション講習会実行委員会編. 東京, 金原出版, 2016, 213-3.
3）消化管ストーマ関連合併症の予防と治療・ケアの手引き. 日本ストーマ・排泄リハビリテーション学会ほか編. 東京, 金原出版, 2018, 139-43.
4）渡邉成. "ストーマ創、瘻孔に対するドレッシング（パウチング法）". ドレッシング：新しい創傷管理. 穴澤貞夫監修. 倉本秋編. 東京, へるす出版, 2000, 150-60.

110 ストーマ閉塞

(松村重光)

■ストーマ閉塞とは[1]

ストーマ閉塞とは、「消化管ストーマの排液の正常な流出が途絶」[2]と定義され、簡単に表現するとストーマが詰まって通過障害が発生し、排液がストーマから出てこない状態である。術後早期のものは手術手技によることが多い。

ストーマ造設時に腹壁ストーマ孔が小さすぎて狭窄部を形成し、通過障害となっているところに術後早期の腸管浮腫があり、通過障害を起こしやすい。

また、腸管の蠕動運動が微弱な場合では、軽度の狭窄でも閉塞を起こしやすい。腹壁直下でストーマ脚が屈曲している場合も通過障害を起こしやすく、ストーマ造設時に注意を要する。

晩期合併症では、クローン病変による狭窄や重複がんによる腸閉塞、癒着性腸閉塞、絞扼性腸閉塞なども原因となる。

DATA

間違えやすい用語
➡ ストーマ狭窄 117

患者さんへの言い換え
➡ ストーマが詰まっていて便が出てこない状態

"クオリティUP"のぽいんと！ ●ストーマ閉塞の早期発見と予防

腹痛、嘔気・嘔吐、排便・排ガスの消失、腹部膨満感の有無について観察し、症状がある場合は、早急に医師に報告しましょう。晩期における閉塞では、食物が原因となる場合があります。消化管内で消化物が固形化して引き起こされる閉塞症状であるフードブロッケージを予防しましょう。きのこやとうもろこし、柑橘類、ナッツ類、山菜、海藻などの食物摂取には注意しましょう。

文献

1）舟山裕士ほか．"ストーマ合併症"．ストーマリハビリテーション 基礎と実際．第3版．ストーマリハビリテーション講習会実行委員会編，東京，金原出版，2016，214-5.

2）浅井宏祐．"ストーマ閉塞・腸閉塞"．消化管ストーマ造設の手引き．日本ストーマ・排泄リハビリテーション学会ほか編．東京，文光堂，2014，185.

111 ストーマ出血

■ストーマ出血とは

ストーマ出血とは、ストーマ内腔からの出血のことである[1]。

ストーマ出血は、ストーマに連続する消化管や尿路疾患、または原疾患の再発に起因する出血の可能性があり、その原因に応じた治療が必要となる。また、骨盤内臓器に対して放射線治療が行われた場合、長期的に放射線腸炎を起こす可能性があり、それに伴うストーマ出血が考えられる。

尿路ストーマの場合、術直後に血尿がみられるが徐々に軽減することが多い。

ストーマ袋内に血液の貯留を認めた場合、出血傾向と抗血栓薬の投与の有無を確認し、ストーマ内腔からの出血のほかに、ストーマ粘膜やストーマ粘膜皮膚接合部、面板貼付部のどの部位からの出血であるかを明らかにする。

DATA

間違えやすい用語
➡ ストーマ粘膜皮膚離開　104
➡ ストーマ外傷　112
➡ ストーマ静脈瘤　116

患者さんへの言い換え
➡ ストーマの中（またはおなかの中）からの出血

用語＋α
➡ 放射線腸炎
腹部や骨盤などのがんに対して放射線治療を行ったことで、腸粘膜の壊死が生じた状態。

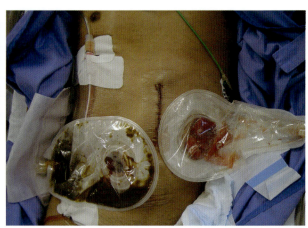

図1　ストーマ袋に貯留した出血

"きくばり力UP"のぽいんと！　●患者さんの不安をやわらげるかかわりを

　ストーマ袋内に血液の貯留を認めた場合、看護師はその出血源がどこであるかを観察し、医師に報告します。訪室ごとにストーマ袋内をチェックし、出血量を確認しましょう。

　ストーマからの出血を見た患者さんは、不安や恐怖を感じるでしょう。患者さんの不安軽減のためにも、そのつどストーマの状況や行っている処置方法をわかりやすく具体的に説明し、もし急に状態が変化しても、医療従事者がいつでもすぐに対応することを伝えていきましょう。

文献

1）ストーマ・排泄リハビリテーション学用語集. 第3版. 日本ストーマ・排泄リハビリテーション学会編, 東京, 金原出版, 2015, 32.

2）日本ストーマ・排泄リハビリテーション学会ほか編. "ストーマ出血". 消化管ストーマ関連合併症の予防と治療・ケアの手引き. 東京, 金原出版, 2018, 144-8.

3）斎藤忠則. "尿路変向術および新膀胱造設術（再建術）の合併症". ストーマリハビリテーション 実践と理論. ストーマリハビリテーション講習会実行委員会編, 東京, 金原出版, 2006, 79.

MEMO

112 ストーマ外傷

（藤原裕子）

■**ストーマ外傷とは**（図1）

　ストーマ外傷とは、ストーマ粘膜と周囲の皮膚が摩擦、圧迫、打撲などの外力によって擦過傷、裂傷などの外傷を受けた状態のことをいう[1]。

　術後早期は、ストーマ形成された腸管やその周囲の皮膚は、血流障害やうっ血、浮腫などによって傷つきやすくなっている。また、ストーマ粘膜皮膚接合部の癒合も完了していないため、外力により離開が起こりやすい状態である。そのため、ストーマ粘膜とストーマ粘膜皮膚接合部に多く発生する。

　原因には、双孔式ストーマ脱落予防のネラトンカテーテルによる圧迫、ストーマ浮腫がある状態で面板ストーマ孔が小さいために粘膜を傷つける場合、ストーマ装具との接触や二品系装具のフランジによる粘膜圧迫などが挙げられる。

DATA

間違えやすい用語
➡ ストーマ出血　111

患者さんへの言い換え
➡ ストーマやストーマ周囲の皮膚に傷ができている状態

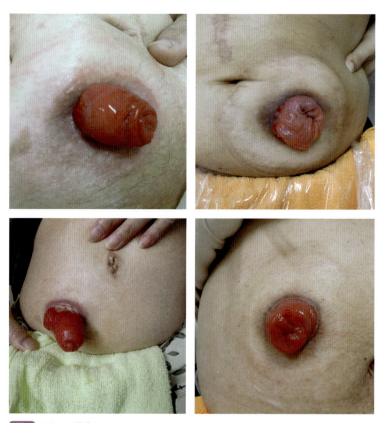

図1　ストーマ外傷

"クオリティUP"のぽいんと！　●ストーマ外傷を予防するためのストーマ装具の工夫

　術直後のストーマは浮腫があり、ストーマサイズも変化しやすい状態です。ストーマとストーマ袋の接触による摩擦を予防するために、面板ストーマ孔は大きく開けましょう。そのため、ストーマ周囲皮膚の保護（皮膚保護剤）や愛護的なケアが必要です。また、ストーマサイズが落ちつくまでは、面板の交換間隔も短めにするほうがよいでしょう。

　双孔式ストーマでネラトンが挿入されている場合は、浮動型フランジの二品系装具を選択するとよいでしょう。

文献

1）ストーマ・排泄リハビリテーション学術用語集．第3版．日本ストーマ・排泄リハビリテーション学会編．東京，金原出版，2015，30.
2）"ストーマ外傷"．消化管ストーマ関連合併症の予防と治療・ケアの手引き．日本ストーマ・排泄リハビリテーションほか編．東京，金原出版，2018，149-52.

MEMO

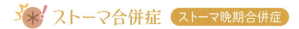

113 ストーマ晩期合併症 （奥田典代）

■ストーマ晩期合併症とは

『ストーマ・排泄リハビリテーション学用語集』では、晩期合併症を手術後30日を超えて（または社会復帰後に）出現した合併症[1]と定義している。ストーマ晩期合併症には、ストーマ脱出、傍ストーマヘルニア、ストーマ狭窄、ストーマ周囲肉芽腫、粘膜皮膚移植、粘膜侵入、ストーマ腫瘤などがある。

DATA

間違えやすい用語
➡ ストーマ早期合併症　103

患者さんへの言い換え
➡ 社会復帰後に発生しやすいストーマの合併症

"クオリティUP"のぽいんと！　●ストーマ合併症の違い

ストーマ晩期合併症は、手術や病変に起因するものをいいます。不適切な管理、肥満や痩せ・手指巧緻性低下などの身体的原因、ストーマ周囲のしわや瘢痕といった局所的な原因などで発生したストーマ周囲皮膚障害やストーマ粘膜損傷など、いわゆる「管理的ストーマ合併症」と区別して、考えます。

文献

1) ストーマ・排泄リハビリテーション学用語集．第3版．日本ストーマ・排泄リハビリテーション学会編，東京，金原出版，2015，54．
2) 日本ストーマ・排泄リハビリテーション学会ほか編．"ストーマ関連合併性の定義と分類"．消化管ストーマ関連合併症の予防と治療・ケアの手引き．東京，金原出版，2018，1-21．
3) 貞廣荘太郎．"消化管ストーマの合併症"．ストーマリハビリテーション 実践と理論．ストーマリハビリテーション講習会実行委員編，東京，金原出版，2006，51-8．

114 ストーマ脱出

（奥田典代）

■ストーマ脱出とは（図1）

ストーマ脱出とはストーマ晩期合併症の一つ。『ストーマ・排泄リハビリテーション学用語集』では、「ストーマが造設時よりも異常に飛び出すこと」と定義されている[1]。脱出するストーマの長さや、通常の状態から何倍の脱出をストーマ脱出と定義するかなどは決まっていない。

ストーマ造設時の腹壁の切開が大きすぎる、ストーマと腹壁との固定不良、腹直筋の脆弱などが原因で、咳嗽やくしゃみ、努責などで腹圧が上昇したときに腹壁の間隙から腸管が脱出した状態を指す。単孔式ストーマより双孔式ストーマでの発生率が高く、傍ストーマヘルニアと合併していることもある。

■保存的に経過観察する場合

臥位で腹圧が緩めば脱出した腸管が容易に還納し、ストーマの血流障害がなく、排便障害や腹痛を伴わなければ、医師の診断によって経過観察とし、保存的なストーマケアを行う（図2）。また用手的に脱出した腸管を還納する方法もある（図3）。

■外科治療の適応となる場合

排便障害や腹痛を伴い、ストーマの血流障害を認めている場合は、速やかな医師の診察が必要である。

脱出した腸管が嵌頓し還納が不可能な場合は、外科的治療の適応になる。

近年は、ストーマの再造設でなく、低侵襲な手術を行われることが多い。また腹壁と脱出した腸管との間にほかの腸管や臓器がない場合はボタン固定術が一時的な処置として行われることが多い（図4）。

DATA

間違えやすい用語
➡ 傍ストーマヘルニア

患者さんへの言い換え
➡ 通常のストーマより、長さが異常に長くなった状態

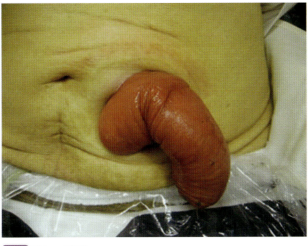

図1 ストーマ脱出

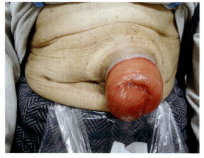
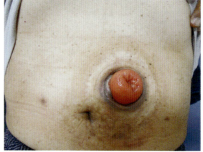

座位　　　　　　　　　　　　　臥位

図2 姿勢による脱出の程度の違い

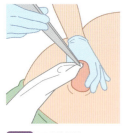
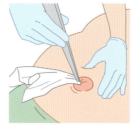
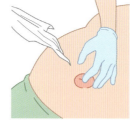

ガーゼを用いることで楽に還納できる。ガーゼの先端に潤滑剤を塗布し、ストーマ口からガーゼをゆっくり挿入する。還納されたらガーゼを引き抜く。

図3 用手的還納

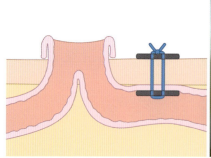
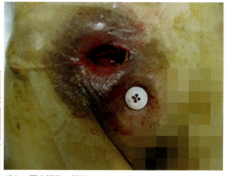

ボタンをそれぞれ腸管内と皮膚に固定する。　　ボタン固定術後の様子。

図4 ボタン固定術

"クオリティUP"のぽいんと！　●予防と保護

　脱出した腸管は大きくなることが多いため、ストーマが傷ついたり、排泄物が漏れたりしないよう、脱出した状態に合わせた大きさにストーマ孔をあけます。ストーマ周囲の皮膚は用手成形皮膚保護剤や練状皮膚保護剤を用いて保護します。
　ヘルニアベルトを使用することで脱出を予防することができます。

文献

1）ストーマ・排泄リハビリテーション学用語集．第3版．日本ストーマ・排泄リハビリテーション学会編．東京，金原出版，2015，33．
2）日本ストーマ・排泄リハビリテーション学会ほか編．"外科的合併症：ストーマ脱出"．消化管ストーマ関連合併症の予防と治療・ケアの手引き．東京，金原出版，2018，153-60．
3）貞廣荘太郎．"消化管ストーマ合併症"．ストーマリハビリテーション 実践と理論．ストーマリハビリテーション講習会実行委員会編．東京，金原出版，2006，55-6．
4）板橋道朗ほか．結腸ストーマ．WOC Nursing．4(6)，2016，21-30．

115 傍ストーマヘルニア

(藤﨑栄子)

■傍ストーマヘルニアとは（図1）

傍ストーマヘルニアは、腹壁ストーマ孔に起こるヘルニアのことである。原因には造設法（腹直筋外での造設、過剰な腹直筋腱膜の切開）と患者因子（加齢・体重増加・腹圧上昇など）がある。

診断は、CT画像でヘルニア門、ヘルニア嚢、ヘルニア内容物の有無を確認する。触診も行い、ヘルニア発生部位と腹直筋の位置関係、体位（立位・坐位・仰臥位）による腹壁やストーマサイズの変化を観察する。管理上の問題としては、腹部の変形による装具装着困難、排泄物の漏れによる皮膚障害、ヘルニア内容物の圧迫による排便障害、腹痛や嵌頓などが挙げられる。

治療は、ヘルニア部にメッシュを留置する外科的修復術は再発やメッシュ感染などのリスクがあるため、ヘルニアベルトによる保存的治療が一般的に優先される（表1、2）。

DATA

間違えやすい用語

➡ **ストーマ脱出** 114

傍ストーマヘルニアは、形成した孔から小腸や大網が脱出しストーマ周囲皮膚が膨隆する状態である。ストーマ脱出とは区別しておきましょう。

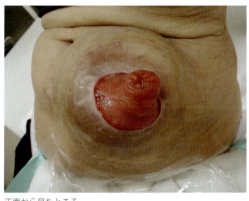
正面から見たところ

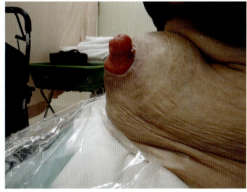
横から見たところ

図1 傍ストーマヘルニア

表1 傍ストーマヘルニアのときの装具選択のポイント

- 傍ストーマヘルニアの膨隆した腹壁に追従しやすい単品系平面型装具を選択する。二品系を選択する場合は、固定型フランジよりも浮動型フランジや粘着式フランジを選択するとよい。
- 固定型フランジや凸面のある面板は、腹壁の硬さによっては反発して排泄物の漏れにつながったり、ストーマ周囲に潰瘍が発生したりする可能性もある。
- 面板外縁がテーパーエッジ型や、外周テープ付きのほうが、変化する腹壁に追従しやすく面板が安定する。
- 膨隆の程度によって、面板の外側に放射状に切り込みを入れることで、腹壁の形状の変化に追従しやすくなり、面板外周部が浮いてくるのを予防できる。
- ヘルニアの膨隆によって装具の変更が必要な場合、慣れた装具を変更することは、患者にとって大きなストレスとなる。装具を変更する場合は、排出口や貼付方法が同じような装具を優先する（同じメーカーの装具は扱いが似ていることが多い）。ストーマベルトやヘルニアベルトなどで対応可能な場合は、そちらを優先してもよい。

表2	看護上のポイント

- ●ストーマサイズの変化が大きいため、坐位もしくは立位でサイズ計測し、最大径を面板の開孔サイズとする。最大径の大きさで面板に孔をあけ、ストーマ粘膜皮膚接合部とのすき間には皮膚保護剤を貼っておくことで、排泄物による皮膚障害を予防する。
- ●重い荷物を持つなどの腹圧のかかる動作を控えることや、体重コントロールの必要性も説明する。
- ●ヘルニアベルト装着時は必ず仰臥位になり、ヘルニアが還納し腹壁が平坦になった状態で装着し、指1～2本程度入る程度に締める。口頭で説明するだけでなく、ベルト作成後に、ストーマ外来で実際に装着してもらい、確認することをお勧めする。
- ●腹圧の上昇が膨隆の一因にもなるため、排便コントロールの状況を確認しておく。排便状態によっては、食事指導や下剤などの使用について主治医と相談することも必要である。

"クオリティUP"のぽいんと！ ●時期にあわせた説明をする

　ストーマ外来に、「ストーマがだんだん大きくなってきた」と心配で来院する患者さんは少なくありません。腸の蠕動運動や体位によってストーマの大きさが変化することを説明します（術後にも説明していますが、自宅でセルフケアをするなかで改めて気づく時期であると思われます）。実際に仰臥位や坐位、立位でのサイズの変化を見せて説明すると安心されます。ヘルニア嵌頓（臥床しても平坦にならない）、ストーマ血流障害（ストーマの色が暗赤色）が生じるようであれば早期に相談するよう、説明を追加しましょう。

文献

1）田尻久美子．ストーマ合併症の見分け方．WOC Nursing．11．2013，44-5．
2）松浦信子．晩期合併症とストーマ管理困難．WOC Nursing．2（3）．2014，31-4．
3）貝谷敏子．ストーマ晩期合併症の装具選択．WOC Nursing．3（2）．2015，60-1．
4）伊藤麻紀ほか．ストーマ合併症がある場合の装具選択．WOC Nursing．3（5）．2015，30-3．
5）籾山こずえ．ストーマ術後合併症と処置 晩期合併症．WOC Nursing．4（6）．2016，61-3．
6）斎藤由香．消化管ストーマ造設に伴う合併症への対応．WOC Nursing．5（2）．2017，51-2．
7）宮崎啓子．ストーマ合併症におけるストーマ装具の選択．WOC Nursing．6（5）．2018，103-5．
8）ストーマリハビリテーション講習会実行委員会編．"傍ストーマヘルニア"．ストーマリハビリテーション 基礎と実際．第3版．東京，金原出版，2016，216-7．

116 ストーマ静脈瘤

（藤﨑栄子）

■ストーマ静脈瘤とは（図1）

慢性肝機能障害のある患者にストーマ造設を行った際、門脈圧の亢進によって生じる晩期合併症の1つであり、腸間膜静脈と腹壁の静脈との間に短絡路（シャント）が形成される。これをストーマ静脈瘤という。①肝機能障害の有無、②ストーマ周囲の皮膚および粘膜皮膚接合部に静脈の怒張や放射状の毛細血管拡張があるか、③ストーマ周囲皮膚に赤紫から暗紫色の色調の変化、④指圧による怒張血管の消失、⑤ストーマおよび周囲皮膚の易出血性があるかなどを観察して診断する。

管理上の問題としては、ストーマ静脈瘤からの出血である。大量の出血を繰り返すと、止血困難になる場合もあり、生命に危険を及ぼしかねないため、予防法や対処法の指導が必要である（表1、2）。出血しているときは、出血部位がストーマの中からかストーマ周囲皮膚の部分からかを観察する。

治療法は、硬化療法や圧迫止血、静脈の縫合止血などがある。

DATA

患者さんへの言い換え
→ 食道静脈瘤のような症状がストーマの周囲に出現すること。

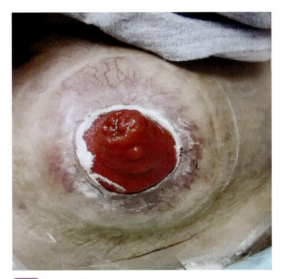

図1 ストーマ静脈瘤
ストーマ近接部に、全周性に静脈の怒張が見られる。

表1 ストーマ静脈瘤のときの装具選択のポイント

- ストーマ近接部を圧迫せず、剝離刺激の少ない粘着力の弱い短期交換装具を選択する。二品系を使いたい場合は、浮動型フランジや粘着式装具を選択する。
- 透明なストーマ袋や、二品系を選択すると出血を確認しやすい。

表2 看護上のポイント

- ●装具交換時は物理的刺激を軽減し、愛護的スキンケアを行う。具体的には、粘着剝離剤の使用や皮膚皮膜剤を使用することで剝離刺激を少なくする、ストーマの洗浄を泡洗浄で行うなどである。
- ●日常生活では、腹圧をかけないこと、ストーマ部位への摩擦を避けることなどの注意が必要である。
- ●面板ストーマ孔は、粘膜への摩擦を生じないためにストーマサイズより1.5cm程度大きく開孔する。露出する皮膚の保護には、皮膚保護剤などを使用して皮膚障害を予防する。
- ●圧迫しても止血しない場合は、すぐに受診するように説明しておく。

"**イ**レギュラー対応力UP"の ぽいんと！　　●変化を見落とさないようにする

　術前に門脈圧亢進の既往の有無を確認し、周囲皮膚の変化を見落とさないようにしましょう。患者さんにも出血の可能性を説明しておきましょう。

"**ク**オリティUP"の ぽいんと！　　●ストーマ粘膜保護の工夫

　ストーマ粘膜の保護のために、ストーマ袋に少量の空気を入れて物理的刺激を少なくしたり、粉状上皮膚保護剤を散布して摩擦を軽減するなどの工夫をします。

文献

1）貝谷敏子. ストーマ晩期合併症の装具選択. WOC Nursing. 3 (2). 2015, 63-4.
2）籾山こずえ. ストーマ術後合併症と処置 晩期合併症. WOC Nursing. 4 (6). 2016, 66-8.
3）斎藤由香. 消化管ストーマ造設に伴う合併症への対応. WOC Nursing. 5 (2). 2017, 54-5.
4）宮崎啓子. ストーマ合併症におけるストーマ装具の選択. WOC Nursing. 6 (5). 2018, 108.

117 ストーマ狭窄

(藤﨑栄子)

■ストーマ狭窄とは（図1、表1、2）

ストーマ狭窄とは、ストーマの内径が細く排便が不十分な状態のことで、皮膚レベルや筋膜レベルに狭窄が起こる。ストーマ造設時、皮膚と筋膜切開にずれがあった場合や二次開孔法（腸管などの状態が悪い場合などに、初回の処置では腸管の拳上のみ行い、状態が改善してから二次的に開口するストーマ造設法）によるストーマ造設などが狭窄の原因となる。また、晩期に起こる狭窄は、早期合併症のストーマ壊死や、粘膜皮膚接合部の創治癒遅延が原因となる場合がある。

消化管ストーマでは便が細くなり排便障害となり、硬便の排出時に痛みを伴うようになる。尿路ストーマでは尿が噴き出すように排出されたり、排泄が不十分になると尿路感染の原因となる。

経過観察する場合、指ブジー（指をストーマ口に挿入して、ストーマ口を広げること）を行い狭窄部位と狭窄の程度を確認する。出血や痛みがある場合は無理に指ブジーせず、軟らかいネラトンカテーテルなどで代用する。排泄状況などを観察し、患者さんの「細い便が出る」や「尿が噴水のように飛ぶ」といった言葉を聞き逃さないことが重要である。

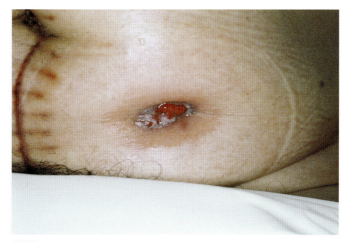

図1 ストーマ狭窄
ストーマ口が小さくなっている。

表1 ストーマ狭窄のときの装具選択のポイント

- 狭窄がすすむと、ストーマサイズが小さくなる。定期的にフォローし、面板の開孔サイズを適宜変更していく必要がある。開孔サイズが不適切だと皮膚障害の原因となる。
- 狭窄に伴い、ストーマ周囲が陥没する場合もあり、陥没の程度によって凸面型装具への変更も検討していく。

| 表2 | 看護上のポイント |

- フードブロッケージの予防が重要。消化しにくい食品である、キノコ類・海藻類・根菜類・こんにゃく・ブロッコリー・貝類・トウモロコシ・チーズ・玄米・食物繊維の多い果物・キャベツなどは避けるように指導する。
- 尿路感染を予防するため、水分摂取量に制限がある場合を除き、1日に1,500〜2,000mL程度の水分摂取を愛動する。具体的に、「500mLのペットボトルを3〜4本」と表現すると理解されやすい。

"イレギュラー対応力UP"の ぽいんと！　　●ストーマを詰まらせないためのかかわり

消化管ストーマの場合、食物繊維の多い食物を多量に摂取すると狭窄部分で詰まる可能性があるため、食事内容に注意することや、便を軟らかく維持できるように排便コントロールをするように指導する。

尿路ストーマの場合、尿路感染を起こさないように水分を十分に摂取するよう説明する（水分摂取制限のないことを確認）。

文献

1）ストーマリハビリテーション講習会実行委員会編. "ストーマ狭窄". ストーマリハビリテーション 基礎と実際. 第3版. 東京, 金原出版, 2016, 216-7.

MEMO

118 偽上皮腫性肥厚

（森知佐子）

■偽上皮腫性肥厚とは（図1）

偽上皮腫性肥厚（pseudoepitheliomatous hyperplasia：PEH）とは、ストーマや褥瘡の周囲皮膚が尿や水様便などの排泄物の汚染によって、浸軟（皮膚のふやけ）を繰り返すことで慢性炎症を生じた結果、皮膚が凹凸状に肥厚した状態である[1]。

排泄物による汚染の原因として、ストーマ孔のカットサイズが大きい面板を貼付していることや、腹壁の変化による面板の密着不良、交換間隔の延長などが考えられる。偽上皮腫性肥厚の状態になると、皮膚の表面が凹凸状であるため、面板の密着性が低下し、排泄物がもぐり込みやすくなる。このため排泄物の汚染範囲は拡大し、皮膚の状態はさらに悪化していく。また、このような皮膚の状態では、皮膚のバリア機能が低下し、真菌感染のリスクが高いため、重症度が高い、掻痒感や熱感がある場合などは皮膚科医に相談する必要がある（図2〜6）。

DATA

間違えやすい用語
- 皮膚がん
- がん皮膚転移

患者さんへの言い換え
- 排泄物の汚染による皮膚のふやけによる皮膚表面が凹凸状に厚くなること

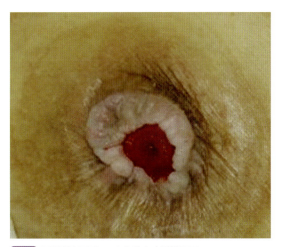

図1 回腸導管周囲にできた偽上皮腫性肥厚

"クオリティUP"のぽいんと！　●原因と考えられるストーマケアの見直しが必要

偽上皮腫性肥厚は放置すると症状の悪化につながり、面板が密着不良となり排泄物の漏れによるQOLの低下が予測されます。原因と考えられる使用装具や装具の交換間隔、交換手技など長期に渡って行ってきたストーマケアを見直す必要があります。患者さんやケアを行う人、経済的負担などを考慮したストーマケアを選択する必要があります。

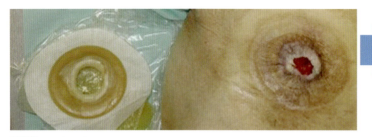

ケア介入例①
面板開孔のサイズ変更
ストーマサイズを測定し、面板開孔サイズを修正します。

図2 ケア介入前
ストーマサイズが13×20mm、面板の既成孔サイズは32mm。ストーマ近接部は浸軟している

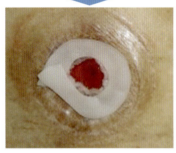

図3 ケア介入例②
ストーマ近接部に用手成形皮膚保護剤を使用。

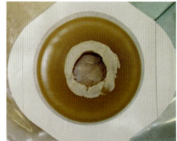

図4 ケア介入例③
面板ストーマ近接部に用手成形皮膚保護剤を使用。

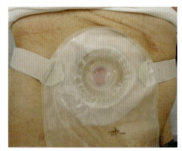

図5 ケア介入例④
面板の密着を高めるため、ストーマベルトを装着。

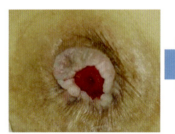

ケア介入前

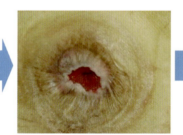

ケア介入1カ月後

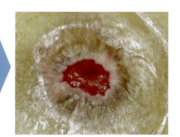

ケア介入3カ月後

図6 ケア介入例⑤

文献

1) ストーマ・排泄リハビリテーション用語集.第3版.日本ストーマ・排泄リハビリテーション学会編.東京,金原出版,2015,12.
2) 山口健哉ほか."尿路ストーマの特徴的な合併症".ストーマリハビリテーション 基礎と実際.第3版.ストーマリハビリテーション講習会実行委員会編.東京,金原出版,2016,222.
3) 関宣明."尿路ストーマケア".ナースのためのやさしくわかるストーマケア.溝上祐子監修.東京,ナツメ社,2015,101-24.

119 ストーマ粘膜皮膚移植

(森知佐子)

■ストーマ粘膜皮膚移植とは（図1）

ストーマから離れた皮膚（ストーマ粘膜皮膚接合部やストーマ近接部など）に、縫合時の針穴などを介して腸粘膜が移り定着すること。粘液の分泌を伴うため、常に湿っている。

ストーマ造設時、腸上皮を貫通させた縫合針や縫合糸が皮膚を貫通したときに、腸粘膜が皮膚に移植されることが原因と考えられている。このため、予防として、運針は粘膜面を最後に貫通する、表皮ではなく真皮にかけるなどの工夫が必要である。

皮膚移植した粘膜は常に湿っているため、面板や補正に貼布している皮膚保護剤は密着不良となりやすく、排泄物のもぐり込みや漏れ、それに伴う皮膚障害を起こしやすい（図2）。

DATA

間違えやすい用語
- ストーマ周囲肉芽腫 121
- がん皮膚転移

患者さんへの言い換え
- 剝がれた粘膜が、皮膚に移り、定着すること

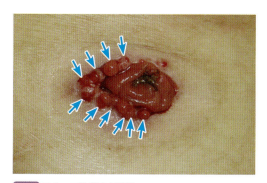

図1 ストーマ粘膜皮膚移植
移植された粘膜は、ストーマ周囲に連続性、島状に形成。

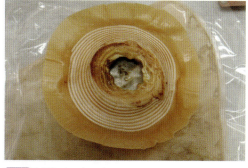

図2 剝離した面板の裏面
ストーマ近接部に泥状便のもぐり込みあり。ストーマ周囲の凹凸により密着性が低下し、粘膜皮膚移植部は、もぐり込んだ便に汚染されていることがほとんどである。

"クオリティUP"のぽいんと！ ●ストーマ粘膜皮膚移植が生じたときのケアの注意点

移植された粘膜は常に粘液が分泌しているため、面板や補正に貼布した皮膚保護剤の密着は不良となります。移植された粘膜は出血しやすいため、周囲皮膚の洗浄時の摩擦に注意し、愛護的に洗浄や拭き取りを行うようにしましょう。また排泄物での汚染によってサイズが拡大することがあり、面板ストーマ孔のカットサイズの修正や、移植された粘膜に皮膚保護剤を使用するなどのケアが必要です（図3、4）。

移植された粘膜のサイズが大きい、出血しやすいなど、ケアが難渋する場合は、硝酸銀による焼却処置や液体窒素による冷却処置を行います（医師が実施）。

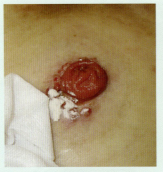 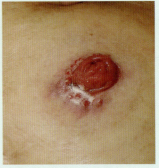

図3 粉状皮膚保護剤を散布
余分な粉状皮膚保護剤をペーパーではらう。

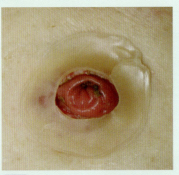

図4 用手成形皮膚保護剤を貼布

■ストーマ粘膜侵入の処置（実施者：医師）
❶粘膜侵入の部位を壊死させるための処置として、液体窒素による凍結療法、炭酸ガスレーザーや10％または40％の硝酸銀液を綿棒に浸し、焼却処置を行う。
❷上記処置時には、健常皮膚やストーマに薬液が接触しないように注意しながら処置を行う。

■ストーマケア
〈通常のケア方法〉
・処置後のケア方法　排泄物による汚染予防
❶粘液で覆われているため、粉状皮膚保護剤を散布（粘膜全体に薄く広げる）。
❷形状を変化させることができる用手成形皮膚保護剤や練状皮膚保護剤で覆う。
❸ストーマ周囲の腹壁に追従できるストーマ装具の選択や、ストーマ装具の交換周期を評価する。
〈処置後のケア方法〉
●排泄物が処置部位を汚染しないように予防する。

文献
1）ストーマ・排泄リハビリテーション用語集．第3版．日本ストーマ・排泄リハビリテーション学会編．東京，金原出版，2015，51．
2）舟山裕士ほか．"ストーマ合併症"．ストーマリハビリテーション 基礎と実際．第3版．ストーマリハビリテーション講習会実行委員会編．東京，金原出版，2016，212．
3）三浦英一朗．"緊急に病院を受診するべき事態"．前掲書2）．301．

120 ストーマ粘膜侵入

（森知佐子）

■ストーマ粘膜侵入とは（図1〜3）

ストーマ近接部に排泄物の付着によるびらんが生じ、上皮化が遅延することにより、皮膚が欠損した部位が、ストーマから連続的に腸粘膜に置き換わっている状態。びらんとの鑑別は、病変部位の病理検査にて確定診断となる。

びらんであれば痛みを感じるが、粘膜侵入部位には痛覚がないため、痛みを感じない。また粘膜侵入部位は、腸粘膜であるため、常に分泌した粘液で覆われている。このため皮膚保護剤の膨潤や溶解などを早めることから、ストーマ装具の貼布期間が短くなる。

DATA

間違えやすい用語
➡ ストーマ粘膜皮膚移植　119

患者さんへの言い換え
➡ ストーマ周囲の皮膚のかぶれた範囲が、腸粘膜に覆われていること

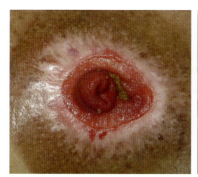
正面から
ストーマ粘膜境界が不明瞭であり、辺縁から近接部全周は、粘液で覆われている。

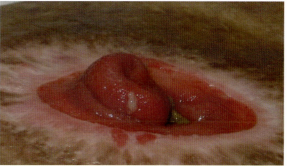
側面から
ストーマ粘膜境界が不明瞭であり、辺縁から近接部全周に粘液で覆われている。疼痛がないため、臨床的に粘膜侵入と判断。

図1 回腸ストーマ（ループ式）に生じたストーマ粘膜侵入

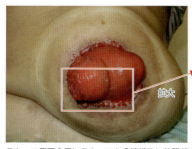
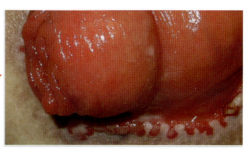
拡大

ストーマ周囲全周にストーマから連続的に粘膜が広がっている。疼痛なし。
図2 横行結腸ストーマ（ループ式）に生じたストーマ粘膜侵入

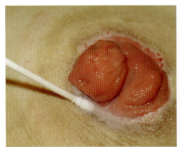
①液体窒素による凍結療法

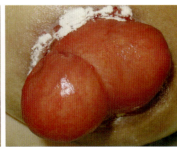
②粉状皮膚保護剤を散布

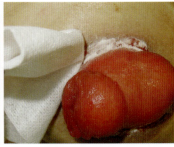
③粉状皮膚保護剤を散布後、ペーパーではらう

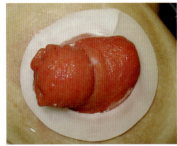
④用手成形皮膚保護剤を貼布

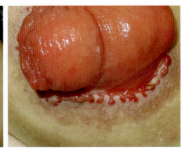
⑤ケア介入開始

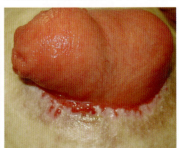
⑥ケア介入4カ月後。サイズ縮小

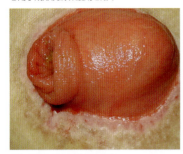
⑦ケア介入7カ月後。上皮化

図3 ストーマ粘膜侵入への治療の実際

"クオリティUP"のぽいんと！　●粘膜皮膚移植と粘膜侵入の違いとケア

局所ケアはストーマ粘膜皮膚移植に準じますが、ストーマ粘膜皮膚侵入は、皮膚欠損に至るまでの皮膚症状が発生した後に起こる状態であるため、皮膚症状の原因とケア対策を検討する必要があります。粘膜侵入部位は疼痛が無いため、ケアの変更や変更したケアを継続してもらえないことがあります。

文献

1）ストーマ・排泄リハビリテーション用語集．第3版．日本ストーマ・排泄リハビリテーション学会編．東京，金原出版，2015，51．
2）井口美奈枝ほか．"ストーマ粘膜皮膚侵入"．カラー写真で見てわかるストーマケア，大村裕子編．大阪，メディカ出版，2006，120-2．
3）井口美奈絵ほか．"ストーマ粘膜皮膚移植（ストーマ粘膜皮膚侵入）"．ストーマケアの実践．松原康美編．東京，医歯薬出版，2007，137-9，（ナーシング・プロフェッショナルシリーズ）．

121 ストーマ周囲肉芽腫 （柴﨑真澄）

■**ストーマ周囲肉芽腫とは**（図1、2）

肉芽腫とは、慢性的な炎症によって炎症細胞や線維芽細胞が集積し、毛細血管に富んだ線維からなる腫瘤が生じることである[1]。

ストーマ粘膜皮膚接合部に生じる肉芽は散発性に多発し、肉芽の凹凸によって排泄物の漏れや出血の要因になり管理困難となる。自覚症状を伴わないことが多いが、ときに疼痛を伴う。

発生の原因として、①ストーマ装具がストーマ粘膜皮膚接合部へ接触することによる物理的刺激、②ストーマ粘膜皮膚接合部の慢性的な感染、③早期合併症で発生したストーマ粘膜皮膚離開、ストーマ周囲膿瘍、ストーマ瘻孔などでの治癒過程における肉芽増生の結果によるもの、④面板ストーマ孔が大きすぎたり、ストーマの高さがスキンレベルであるなどでストーマ周囲皮膚に排泄物が付着し、化学的刺激による皮膚障害を繰り返す、⑤縫合糸の異物反応による可能性も推定される[2]。

DATA

間違えやすい用語
➡ ストーマ肉芽腫

患者さんへの言い換え
➡ ストーマとなる腸とおなかの皮膚が接続している部位にできるポリープのようなもの

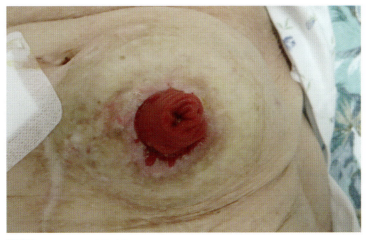

図1 ストーマ周囲肉芽腫①

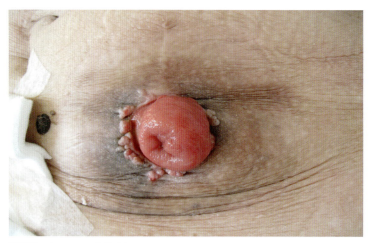

図2 ストーマ周囲肉芽腫②

"イレギュラー対応力UP"のぽいんと！　●ストーマ周囲肉芽腫が生じたときのケアの工夫

　傍ストーマヘルニアを合併している[3]、ストーマの高さがない、変形したストーマといった状態では、排泄物が付着しやすい状況となります[4]。面板ストーマ孔を適切な大きさにカットすることが難しいときには、少し大きめにカットし、物理的刺激を避け、用手形成皮膚保護剤、粉状皮膚保護剤、練状皮膚保護剤をストーマ周囲に貼付するなど、排泄物の付着を軽減しましょう。

　また皮膚保護剤は、高耐久性よりは低耐久性の製品を選択し、ストーマ粘膜皮膚接合部に排泄物が付着する時間を短くすることも重要です。

文献

1) 日本形成外科学会. http://www.jsprs.or.jp/member/disease/nevus/nevus_19.html（2019年8月3日閲覧）.
2) "ストーマ周囲肉芽腫". 消化管ストーマ関連合併症の予防と治療・ケアの手引き. 日本ストーマ・排泄リハビリテーションほか編. 東京, 金原出版, 2018, 183-5.
3) 本田仁ほか. "人工肛門粘膜皮膚接合部肉芽形成とストーマ旁ヘルニアの関連". 日本消化器外科学会誌. 45(10). 2012, 995-1004.
4) Calum C Lyon et al. ストーマとストーマ周囲皮膚障害診断・治療アトラス. 倉本秋ほか監訳. 東京, dansac MARTIN DUNITZ. 2003, 67-74.

122 ストーマ腫瘤　　　　　　　　　　　　　　　　（奥田典代）

■ストーマ腫瘤とは

ストーマ粘膜に生じる腫瘤。良性のものと悪性のものがある。

良性のものとして高頻度にみられるのは炎症性腫瘤と良性腫瘤がある[1]。炎症性腫瘤で、ストーマとフランジとの機械的接触が原因で発生する。ほかにも腺腫（ポリープ、図1）、血管腫などがある。

悪性の頻度はきわめてまれであるが、悪性疾患のストーマへの転移、新たな悪性新生物の発生（多発がん）がなどある。出血と腫瘤形成が発見のきっかけとなる。

肉眼で良性と悪性の診断がつかない場合は生検を行い、確定診断をつけることが大切です。

DATA

間違えやすい用語
➡ ストーマ周囲肉芽腫　121

患者さんへの言い換え
➡ ストーマの粘膜（赤い部分）にできたできもの

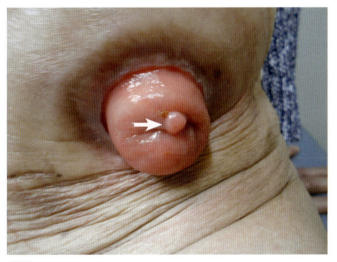

図1　腺腫（ポリープ）

"クオリティUP"のぽいんと！　●ストーマ腫瘍の治療

治療としては、良性であっても腫瘤からの出血などでストーマ管理が困難な場合は、硝酸銀溶液による焼灼や結紮切除などを行う必要があります。腺腫も診断目的で切除することが少なくありません。

悪性の腫瘤の場合は手術可能であれば切除します。

文献

1）日本ストーマ・排泄リハビリテーション学会ほか編．消化管ストーマ関連合併症の予防と治療・ケアの手引き．東京，金原出版，2018，192-5．
2）ストーマリハビリテーション講習会実行委員会編．ストーマリハビリテーション 実践と理論．東京，金原出版，2006，376p．

123　ストーマがん転移

（松浦信子）

■ストーマがん転移とは

　ストーマがん転移は、腹膜播種によるがんの転移（図1、2）や、異時性の多発大腸がん、がんの初回術中操作による移植性転移などが原因[1]となることがある。これらの確定診断には、病理検査で悪性病変を確認する。

　発生部位は、おもにストーマ周囲組織およびストーマ粘膜皮膚接合部（図1、2）やストーマの粘膜部である。

　おもにストーマ周囲組織およびストーマ粘膜皮膚接合部への転移は、腹膜の播種性病変が粘膜皮膚接合部創に生着して皮膚面に増殖したものであり、ストーマの粘膜部への浸潤は同じく播腫性病変がストーマ腸管の壁外から粘膜下に増殖し、最終的に粘膜内で破れて増殖したものである。

　ストーマがん転移は、がんの末期状態を示す臨床症状であるとみなされるため、積極的な治療をせず、基本的にはストーマ装具を用いて保存的な管理をする。生命予後やQOLの向上に寄与する場合は、腫瘍増大をコントロールするため、緩和的な放射線療法や化学療法の適応になる。

DATA

患者さんへの言い換え
➡ ストーマやその周りの皮膚にがんが広がること

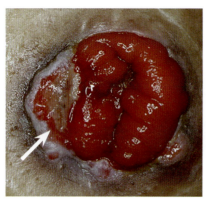
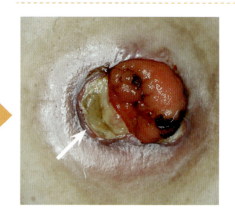

図1 緩和双孔式S状結腸ストーマ
右は、左の図から数か月後の様子。

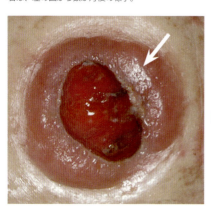
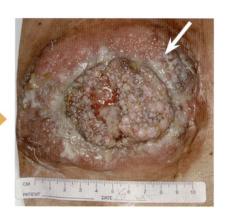

図2 緩和双孔式小腸ストーマ
右は、左の図から数か月後の様子。

"イレギュラー対応力UP"のぽいんと！　●ストーマがん転移時のケアポイント

　ストーマがん転移が発育することで、皮膚の凹凸や潰瘍化、悪臭のある滲出液や出血が出現し、排泄物が漏れやすくなります。

　ケアのポイントは、がんからの滲出液がない場合は、皮膚転移部のがんを面板で覆うように貼ることです。滲出液がある場合は、粉状皮膚保護剤を散布し、凹凸の皮膚面を練状皮膚保護剤で平らになるように充填して面板を貼ります（図3）。がん転移部は非常に組織がもろいため、剝離剤の使用や愛護的なスキンケアをします。ストーマの粘膜部のがんは、ストーマ孔（排泄口）を狭窄させることがなければ特別なケアは必要ありません（図4）。

　がんが増大してくことでの整容的問題や、死への不安が助長していく時期でもあるため、家族を含めた精神的サポートが大切です。

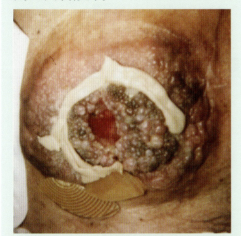

図3　カリフラワー状の滲出液を伴い潰瘍化したもの

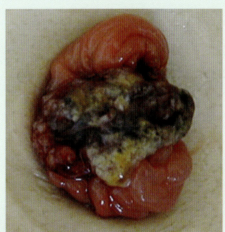

図4　ストーマ部の転移がん：双孔式小腸ストーマ
緩和ストーマ造設後2カ月目に口側と肛門側の腸管切開部から発生。

文献

1) 板橋道朗ほか．"ストーマ合併症"．ストーマリハビリテーション基礎と実際．第3版．ストーマリハビリテーション講習会実行委員会編．東京，金原出版，2016，218．
2) 伴野朋裕．"癌の皮膚転移"．Monthly Book Derma．69，2002，50-3．
3) 山本稔ほか．"転移性皮膚癌の分析"．臨床皮膚科．47(8)，1993，653-5．
4) 龍崎圭一郎ほか．群馬大学皮膚科における転移性皮膚癌の臨床的検討．臨床皮膚科．51(7)，1997，500-3．
5) 福井佳子ほか．転移性皮膚癌32症例の統計学的観察．皮膚．37(5)，1995，534-43．

124 ストーマ粘膜過形成

(柴﨑真澄)

■ストーマ粘膜過形成とは（図1）

ストーマ粘膜の表面にビロード状の低い小結節が集合した隆起である。ストーマ粘膜がストーマ装具と長期間に接触を繰り返すことで、局所的な粘膜の過形成が起こり生じている[1]。過形成した粘膜部位は、易出血性で、表面が損傷されると多量に出血し、縫合が必要なこともある。

ストーマ粘膜過形成の発生要因は、ストーマ炎症性腫瘤の発生の要因（ストーマ面板のフランジ部位で機械的な接触が続く）と、小さかった過形成が大きくなる[2]と状況が類似している。

過形成は組織の増大または器管における細胞数の増加で、過形成のみられる部位または器管の体積は増大するが、腫瘍形成は含まない[3]。

ストーマを長期観察していくうえで、炎症性でなくてもストーマ粘膜が過形成されることもあることを念頭に置くことが必要である。

DATA

間違えやすい用語
→ ストーマ周囲肉芽腫　121
→ ストーマ（炎症性）腫瘤

患者さんへの言い換え
→ ストーマにできるポリープのような粘膜

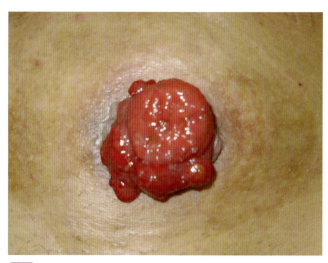

図1 ストーマ粘膜過形成

"きくばり力UP"のぽいんと！　●ストーマ粘膜過形成時の患者指導

　過形成した粘膜部位は出血しやすい状況です。ストーマ袋に少し空気を入れておく、ストーマ粘膜に粉状皮膚保護剤を散布するなど、ストーマ袋が接触して出血しないようにしましょう。なんらかの状況でストーマ装具が接触したときに出血した場合は、あせらないで軽く圧迫して出血を止めるよう指導します。出血が続くときは早急に受診するよう、患者さんに伝えておきます。出血が繰り返すときは医師と相談し、液体窒素による焼灼や結紮切除を検討します。

文献

1）貞廣壮太郎. "消化管ストーマの合併症". ストーマリハビリテーション 実践と理論. ストーマリハビリテーション講習会実行委員会編. 東京, 金原出版, 2006, 51-8.
2）"ストーマ腫瘤". 消化管ストーマ関連合併症の予防と治療・ケアの手引き. 日本ストーマ・排泄リハビリテーション学会ほか編. 東京, 金原出版, 2018, 192-5.
3）ステッドマン医学大辞典. 第6版. 東京, メジカルビュー社, 2008, 885.

MEMO

ストーマ合併症 その他：ストーマの高さ・大きさによる分類

125 隆起型ストーマ

(久保健太郎)

■ 隆起型ストーマとは（図1）

ストーマの高さが皮膚面より高い位置にあるストーマ[1]と定義されている。しかし具体的に何センチ以上かという高さの定義はない。

一般的にストーマは、一定以上の高さがないと排泄物が漏れやすく、コロストミーで1cm、イレオストミーで2cmの高さが望ましい[2]といわれている。

しかし、隆起型の定義だけをみると、単に高さが皮膚面より上ということであり、隆起型ストーマ＝良いストーマというわけではない。

DATA

間違えやすい用語
➡ 突出型ストーマ

用語集に記載はないが、1cm以上を突出型、0.9cm以下を非突出型[3]と定義している論文もある。

患者さんへの言い換え
➡ 高さがあるストーマ

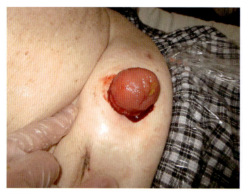 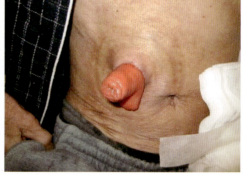

図1 隆起型ストーマ例

"クオリティUP"のぽいんと！　●シンプルケアを目指す

高さが十分にある隆起型のストーマで、周囲皮膚にしわやくぼみがなければ、便が漏れる心配は少なく、装具選択やケア方法もそれほど迷わないと思います。

そのような場合にどのようにしたらケアのクオリティUPができるのでしょうか。その一つが「シンプルケア」です。既製孔（プレカット）や凸面型装具、指で伸ばせる面板などを駆使して、装具交換の工程を少なくすることで、患者さんの装具交換の煩わしさを少しでも減らすことができます。

文献

1) ストーマ・排泄リハビリテーション学用語集．第3版．日本ストーマ・排泄リハビリテーション学会編，東京，金原出版，2015, 67.
2) 日本ストーマ・排泄リハビリテーション学会ほか編．"単孔式ストーマ造設"．消化管ストーマ造設の手引き．東京，文光堂，2014, 44-61.
3) 山田陽子ほか．適正なストーマ装具選択のためのストーマ・フィジカルアセスメントツール作成の試み．日本ストーマ・排泄リハビリテーション学会誌．25(3)，2009, 113-23.

126 平坦型ストーマ

（久保健太郎）

■ 平坦型ストーマとは（図1）

ストーマの出口が皮膚面と同じ高さの位置にあるストーマ[1]のことをいう。臨床現場では「フラットなストーマ」や「スキンレベルのストーマ」という場合もある。手術時に腸管の引き上げが十分ではないためにもともと高さがないというケースや、術後に体重が増えるとともに高さがなくなってくるケースなどがある。

平坦型ストーマの場合、便が潜り込みやすく（図2）、凸面型装具が必要になることが多い。それでも漏れるような場合は、固定ベルトを使用することで、より密着性が高まり漏れを防ぐことができる場合がある。

DATA

間違えやすい用語
➡ ストーマ陥没・陥凹　105

患者さんへの言い換え
➡ 高さのないストーマ

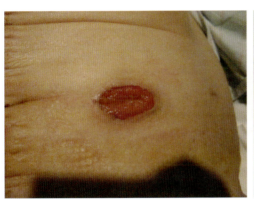
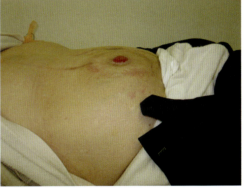

図1　平坦型ストーマ

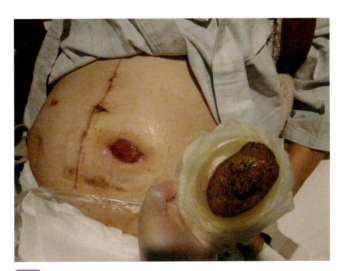

図2　便が潜り込みやすい

"**イ** レギュラー対応力UP"の ぼいんと！　　●腹壁の硬さにあわせて装具を選ぶ

　平坦型ストーマで腹壁が軟らかい患者さんは凸面型装具でよいのですが、腹壁が硬い患者さんでは硬い凸面が硬い腹壁と反発しあって、うまく貼付できない場合があります。そのような場合は、軟らかい平面型装具を使用して面板ストーマ孔を大きめにあけることで、漏れずに管理ができることがあります。

　ただし、潜り込みやすいことに変わりはなく、ストーマ近接部の皮膚保護剤で覆われていない部分の皮膚に皮膚障害を起こしやすいため、短期交換用装具を使用して交換間隔を短めに設定するとよいでしょう。

文献

1）ストーマ・排泄リハビリテーション学用語集. 第3版. 日本ストーマ・排泄リハビリテーション学会編, 東京, 金原出版, 2015, 59.

MEMO

127 陥凹型ストーマ

（久保健太郎）

■陥凹型ストーマとは（図1、2）

周囲皮膚と比較して相対的に低く、高さのないストーマ[1]のことである。似た用語であるストーマ陥凹も「ストーマが周囲皮膚と比較して相対的に低く高さがない状態」[1]と定義されており、陥凹型ストーマとストーマ陥凹は同じ意味ということになる。

陥凹型ストーマのような高さが低いストーマは便漏れや皮膚障害が起こりやすい。ストーマ陥凹は術後早期に起こりやすく、術後早期の陥凹にストーマ粘膜皮膚離開を合併すると、腹腔内汚染が起こる可能性がある[2]。

DATA

間違えやすい用語
➡ ストーマ陥没・陥凹　105
➡ ストーマ周囲陥凹

患者さんへの言い換え
➡ 高さが低いストーマ

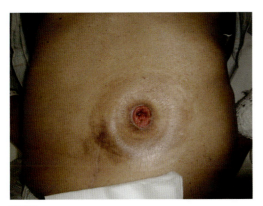

図1　術後早期の陥凹型ストーマの装具選択

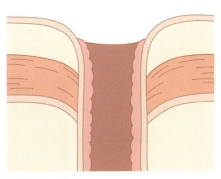

図2　陥凹型ストーマの構造

"イレギュラー対応力UP"のぽいんと！ ●陥凹型ストーマの凸面型装具の使用

陥凹型ストーマのような高さが低いストーマには、凸面型装具が必要になる場合が多いです。
しかし、ストーマ陥凹は術後早期に起こりやすく、一般的に術後早期に凸面型装具を使用するとストーマ粘膜皮膚離開を生じる可能性があるため禁忌と考えられています。しかし、術後早期の凸面型装具使用によって離開を生じたという報告はなく、根拠は乏しいともいえます。一般的に凸面型装具は面板が硬いですが、最近は軟らかい凸面型装具も出てきています。従来のものよりはストーマ粘膜皮膚接合部に与える影響は小さい可能性があり、軟らかいタイプを試してみるのもいいかもしれません。

文献
1) 穴澤貞夫．"わが国におけるストーマリハビリテーションの発展"．ストーマ・排泄リハビリテーション学用語集．第3版．日本ストーマ・排泄リハビリテーション学会編，東京，金原出版，2015，10．
2) 日本ストーマ・排泄リハビリテーション学会ほか編．"ストーマ陥没・陥凹"．消化管ストーマ関連合併症の予防と治療・ケアの手引き．東京，金原出版，2018，115-22．

128 大／小ストーマ

（久保健太郎）

■大ストーマとは（図1）

大きさが5cmを超える"単孔式"ストーマのことである[1]。この定義でいくと、一般的にサイズが大きくなる横行結腸ループ式ストーマは含まれないことになる。腸閉塞などで腸管が浮腫んだ状態でストーマを造設した場合や、晩期合併症であるストーマ脱出や傍ストーマヘルニアなどによって後から大きくなることもある。

大ストーマは使用できる装具が限られ、装具の貼りかたにもテクニックが必要となる。

■小ストーマとは（図2、3）

大きさが1cm未満の消化管ストーマのことである[1]。

多くはストーマ壊死とストーマ粘膜皮膚離開が生じて、壊死組織が剥がれ離開部の肉芽が盛った後に、平坦で小さいストーマになることが多い。狭窄を伴うことが多いため、便の排出状況を観察する。便が硬くなると腸閉塞をきたす可能性があるため、緩下薬などで便性をコントロールする必要がある。

DATA

間違えやすい用語
➡ ストーマ脱出　114　　➡ ストーマ萎縮

患者さんへの言い換え
大ストーマ ➡ 大きいストーマ
小ストーマ ➡ 小さいストーマ

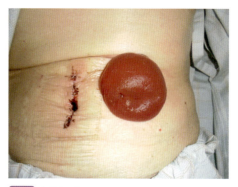

図1　大ストーマ

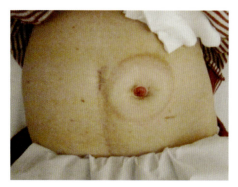

図2　小ストーマ①

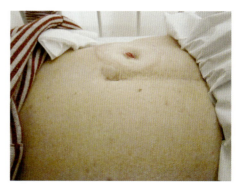

図3　小ストーマ②

"イレギュラー対応力UP"のぽいんと！　●大ストーマのケアのコツ

　一般的な装具は有効径が50〜70mmまでのものが多く、それ以上大きい場合は大きいストーマ用の装具があります。また基部径が小さく、最大径が大きいマッシュルーム型の場合は、面板ストーマ孔を基部径に合わせると入りづらいため、近接部皮膚に用手成形皮膚保護剤を貼付し、最大径に合わせて面板ストーマ孔をカットするとケアしやすいでしょう（図4）。

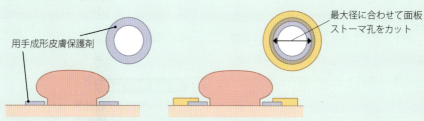

図4　大ストーマの場合のケアのテクニック
近接部に用手成形皮膚保護剤を貼付し、最大径に合わせて面板ストーマ孔をカットする。

文献
1）ストーマ・排泄リハビリテーション学用語集．第3版．日本ストーマ・排泄リハビリテーション学会編，東京，金原出版，2015，26，38．

MEMO

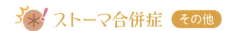

ストーマ合併症 その他

129 フードブロッケージ

(久保健太郎)

■フードブロッケージとは

食物がストーマの出口で詰まり、腸閉塞様の症状（ストーマからの排便・排ガスの停止、腹部膨満、悪心・嘔吐など）をきたすことをいう。内腔が狭い小腸ストーマで起こりやすく[1]、食物繊維などの消化の悪い食品を食べた場合に起こる[2]といわれている。

潤滑剤をつけた指をストーマの出口から挿入すると、詰まった食物塊を触知できることがある[3]。治療はネラトンカテーテルなどを挿入して洗浄を行う[4]。

フードブロッケージは予防が大切であり、看護師の役割は、患者にフードブロッケージの予防方法の知識を提供することである（図1、2）。

DATA

間違えやすい用語
➡ ストーマ閉塞　110
➡ ストーマ狭窄　117

患者さんへの言い換え
➡ ストーマの出口が食べ物の塊で詰まること

- 海藻類（ワカメ、コンブ、ヒジキなど）
- 豆類（大豆、枝豆など）　・イカ、タコ
- 油の多い料理（カツ、ビーフステーキなど）
- 脂肪の多い肉（バラ肉、ハム、ベーコンなど）
　　　　　　　　　　　　　　　　　　　　など

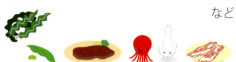

図1　消化の悪い食品

- 野菜（ゴボウ、タケノコ、ネギ、レンコン、フキ、ゼンマイ、ワラビ、キノコなど）
- イモ類（サツマイモ、こんにゃく、しらたきなど）　　　　　　　　　　　　　　　など

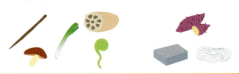

図2　食物繊維の多い食品

"クオリティUP"のぽいんと！　●フードブロッケージ予防の指導のコツ

具体的な指導内容は、食物繊維を多く含んだ食べ物や消化の悪い食べ物を一度に多量に摂取しないこと、そのような食べ物を摂取するときには、よく刻んで、よく噛んで食べることになります。また具体的に注意すべき食品を示すこともクオリティUPのポイントです。ただし、いきすぎた制限は患者さんのQOLを下げる可能性があるので、量を少なめにしてゆっくりよく噛んで食べれば大丈夫ということを強調することも大事だと思います。

文献

1) Steele, SR. et al. The ASCRS Textbook of Colon and Rectal Surgery. 3rd ed. New York, Springer, 2016, 1292p.
2) Anderson. DN. et al. Loop ileostomy Fixation: simple technique to minimize the risk of stomal volvulus. Int J Colorectal Dis. 1994, 9(3), 138-40.
3) Fujii, T. et al. Outlet obstruction of temporary loop diverting ileostomy. Hepatogastroenterology. 2015, 62(139), 602-5.
4) 日本ストーマ・排泄リハビリテーション学会ほか編. "フードブロッケージ". 消化管ストーマ関連合併症の予防と治療・ケアの手引き. 東京, 金原出版, 2018, 136.

ストーマケア・アセスメント用語

ストーマケア・アセスメント用語　（広義の）ケア用語

130　インフォームドコンセント　　（林純代）

■インフォームドコンセントとは

インフォームドコンセントとは、「十分な説明に基づく理解と同意」[1] である。看護師は、患者・家族が病状や治療について十分に理解し治療方針を選択できるように、患者・家族の意向や説明内容の受け止めかたなどを把握し、チームで情報共有する。患者・家族がより理解し治療に臨めるように意思決定支援を行うことが重要である。

DATA

間違えやすい用語
➡ ムンテラ（MT）

患者さんへの言い換え
➡ わかりやすい言葉での説明によって、十分な理解と同意のもと治療方針を選択すること

"きくばり力UP"のぽいんと！　　●ストーマ術前ケア

インフォームドコンセントは外来で行う機会が多く、疾患やストーマ造設について初めて説明を受けたとき、患者は強い衝撃を受けます。そのときからストーマ術前ケアが始まります。看護師が同席し説明内容の受け止めかたなどを聴くため、プライバシーが保てる場所でゆっくりと話ができるように環境調整を行うことも大切です。

文献

1）山勢博彰. スマートディク医学・看護用語便利辞書. 野垣宏監修. 東京, 照林社, 2012, 209, 898.
2）日本看護協会. インフォームドコンセントと倫理. https://www.nurse.or.jp/nursing/practice/　rinri/text/basic/problem/informed.html（2019年7月3日閲覧）
3）三木浩司. "ストーマリハビリテーションにおけるインフォームドコンセントの必要性". ストーマリハビリテーション 実践と理論. ストーマリハビリテーション講習会実行委員会編. 東京, 金原出版, 2006, 13-5.
4）松浦信子. "インフォームドコンセントとストーマオリエンテーション". がん終末期患者のストーマケアQ＆A. 祖父江正代ほか編. 東京, 日本看護協会出版会. 2012, 36-48.

131 ボディイメージ

(林純代)

■ボディイメージとは

ボディイメージとは「自分の身体の全部あるいは一部についてもつ心像（自分がどう見えるかという概念）」[1] である。ストーマ造設患者は、排泄経路が変わることや、腹部のストーマから排泄物が自分の意思と関係なく排泄されるという、自分の身体の変化を受け入れられず、ボディイメージの混乱を招くことがある。

DATA

患者さんへの言い換え

➡ **自分の体・容姿に対して抱いているイメージ**
手術などによって変化することがある。

"クオリティUP"のぽいんと! ●**患者の思いを尊重する**

ボディイメージの変化への適応には、まず術前オリエンテーションでイメージ化を図るなどの術前ケアが重要です。そして患者のストーマへの思いを尊重し、受け入れを強制しないこと、できたことは認めることなどのかかわりが大切です。漏れや羞恥心、皮膚障害などの苦痛も受け入れに影響するため、その点に配慮したケアも大切です。

看護師の支援のみで困難な場合は、心療内科医や臨床心理士の介入が必要となる場合もあります。

文献

1）ストーマ・排泄リハビリテーション学用語集. 第3版. 日本ストーマ・排泄リハビリテーション学会編. 東京, 金原出版, 2015, 63.
2）登坂有子. "ストーマの受容". ストーマリハビリテーション 実践と理論. ストーマリハビリテーション講習会実行委員会編. 東京, 金原出版, 2006, 15-9.
3）前川厚子. ストーマ手術とボディイメージ研究の歴史的変遷. STOMA. 7(4). 1976, 167-9.

ストーマケア・アセスメント用語

132 排泄物の性状（ブリストル便性状スケール） 〔林 純代〕

■ブリストル便性状スケールとは[1-5]

　排便機能障害患者のケアでは、排泄状況や排便機能障害の原因をアセスメントするために、便の性状を把握することも重要である。一般的に国際的に共通の評価スケールであるブリストル便性状スケール（図1）を使用する。このスケールは、①兎糞便、②塊便、③やや硬便、④普通便、⑤軟便、⑥泥状便、⑦水様便の7段階に分かれている。便の性状は患者の主観的な表現となりがちだが、このスケールを使用することで患者と便性状の共通認識ができる。

　ストーマケアにおいても、ストーマ周囲の皮膚障害に排泄物の性状が影響するため、その観察は重要である。排泄物の性状をコントロールすることで、皮膚障害が改善するケースもある。

DATA

患者さんへの言い換え
➡ 便の形や状態を7つのタイプに分けたもので、医療者と一緒に使うスケール

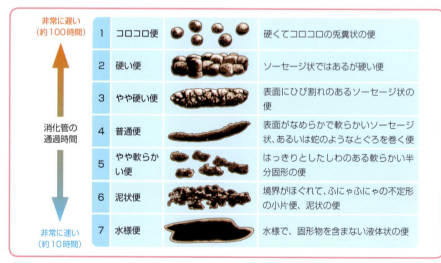

図1 ブリストル便性状スケール

"クオリティUP"のぽいんと！ ●便失禁に対する予防的スキンケア

便失禁は、便に含まれる脂肪分解酵素やタンパク質分解酵素によって角質を損傷し、失禁関連皮膚障害（IAD）を生じる危険性があります。直腸低位前方切除術後やストーマ閉鎖術を受け肛門からの排泄に戻った患者で、便失禁や便意促迫、頻回排便などを訴える患者もいます。

予防ケアが重要であり、皮膚被膜剤や撥水クリームなどの使用、ストーマケアで使用する緩衝作用のある粉状皮膚保護剤とワセリンなどの軟膏を混ぜたものを塗布するなどの方法があります。

文献

1）西村かおる. "良い排便ケアのための基礎知識". アセスメントに基づく排便ケア. 東京，中央法規出版，2008，25，64-71.
2）田中秀子. 失禁ケアガイダンス. 溝上祐子監修. 東京，日本看護協会出版会，2007，204.
3）便失禁診療ガイドライン2017年版. 日本大腸肛門病学会編. 東京，南江堂，2017，18-20.
4）排泄ケアガイドブック. 日本創傷・オストミー・失禁管理学会編. 東京，照林社，2017，156-69.
5）スキンケアガイドブック. 日本創傷・オストミー・失禁管理学会編. 東京，照林社，2017. 231-43.

MEMO

ストーマケア・アセスメント用語　装具のアセスメント・交換

133　便漏れ・潜り込み

（松尾知子）

■便漏れ・潜り込みとは

便がストーマ袋内ではなく、外に漏れてしまう状態を「便の漏れ」といい、面板と皮膚の間に便が入り込んでしまった状態を「便の潜り込み」という（図1）。

このような状態が起こる原因としては、使用しているストーマ装具が腹壁になじんでいない、体重の増減に伴う腹壁の変化（しわ・くぼみの出現）、ストーマ装具の貼付方法の問題など、さまざまである。原因をアセスメントし、対策の検討が必要な状態であるため、十分な情報収集を行う必要がある。

また、便の漏れ・潜り込みによって、ストーマ周囲に皮膚障害を合併している可能性も考えられるため、ストーマ周囲の観察・評価も合わせて行う必要がある。

DATA

患者さんへの言い換え

便の漏れ ➡ 便が外に漏れてしまうこと
便の潜り込み ➡ 便が面板と皮膚の間に入り込むこと

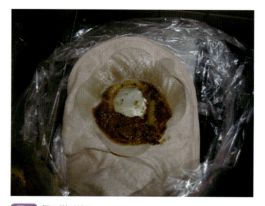

図1 便の潜り込み
ストーマ袋の面板の、ストーマ皮膚縁と接する部分に便が付着している。

"きくばり力UP"のぽいんと！　●便漏れや潜り込みはQOLに影響する

便の漏れや潜り込みの状態が頻回に起こると、外出への不安を感じ、外出を控えてしまうなど、ストーマ保有者のQOLにも大きく影響する可能性があります。ストーマ外来受診時には、このような状態が起こっていないかの確認をすることも重要です。便の漏れ・潜り込みの状況が発生している場合には、情報収集をしっかり行い、問題を解決できるように対策を検討していく必要があります。

文献

1）工藤礼子．"ストーマ保有者の皮膚障害"．ストーマリハビリテーション　基礎と実際．第3版．ストーマリハビリテーション講習会実行委員会編．東京，金原出版．2016，234-50．
2）片山育子ほか編．"装具交換をマスターしよう"．はじめてのストーマケア．大阪，メディカ出版，2007，41-3．
3）ストーマ・排泄リハビリテーション学用語集．第3版．日本ストーマ・排泄リハビリテーション学会編．東京，金原出版，2015．

134 面板の溶解・膨潤

(松尾知子)

■面板の溶解・膨潤とは

面板は構成される皮膚保護材の種類によって、水分を吸収したときの反応について溶解タイプと膨潤タイプに分けられる。水分を吸収して溶け崩れてしまった状態を「溶解」（図1）、膨らんだ状態を「膨潤」という（図2）。

ストーマ装具交換間隔の評価のために、面板の溶解・膨潤の程度は重要な指標であり、交換時には必ず確認が必要である。いずれもストーマ孔から1cm以内を目安とし、溶解・膨潤が1cmを超えて生じているようであれば、交換間隔を短くするなどの対応が必要となる。

DATA

患者さんへの言い換え

➡ 面板の溶け、膨らみ

白くふやけているように見える状態、貼ったときより面板の色が（白く）変化している状態。

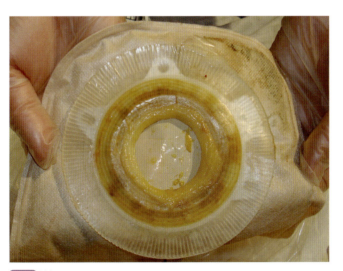

図1 溶解

"きくばり力UP"のぽいんと！ ●溶解・膨潤の確認方法を指導する

ストーマ保有者自身でも交換間隔の評価が行えるように、セルフケア指導して、面板の溶解・膨潤の確認方法について指導を行いましょう。実際のストーマ装具交換のときに、面板を一緒に見ながら、溶解・膨潤の程度を確認するとわかりやすく、退院後の安心にもつながります。ストーマ装具交換の際には、必ず確認するように伝えましょう。

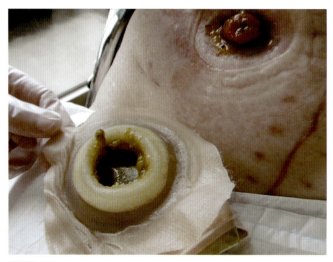

図2 膨潤

文献
1）大村裕子．"ストーマ皮膚の予防的スキンケア"．ストーマリハビリテーション 基礎と実際．第3版．ストーマリハビリテーション講習会実行委員会編．東京，金原出版．2016．115-20．
2）片山育子ほか編．"ストーマ装具とアクセサリーの種類を覚えよう"．はじめてのストーマケア．大阪，メディカ出版，2007，20-1．
3）ストーマ・排泄リハビリテーション学用語集．第3版．日本ストーマ・排泄リハビリテーション学会編．東京，金原出版，2015．

MEMO

135 面板のカット　（松尾知子）

■面板のカットとは（図1）

ストーマサイズにあわせて、面板をハサミでカットすることを「面板のカット」という。

ストーマ粘膜を傷つけることがないように、ストーマサイズよりも2～3mm程度大きめに面版をカットし、術後などストーマに浮腫がある場合には5mm程度大きめにカットすることが推奨される。排泄物が水様のため皮膚障害を起こしやすいとされる、回腸・上行結腸ストーマ・尿路ストーマは、1～2mm程度大きめのカットとする（図2）。

ストーマ保有者によっては、面板をカットすることが困難な場合もあるため、指導前に、ハサミを使用可能かどうかの確認も必要となる。状況に応じて、既製孔タイプ 075 や、ストーマ孔を指で伸ばしてサイズ調整が可能なタイプ 076 などの使用も検討する必要がある。

DATA
患者さんへの言い換え
➡ 面板をストーマのサイズに合わせて切ること

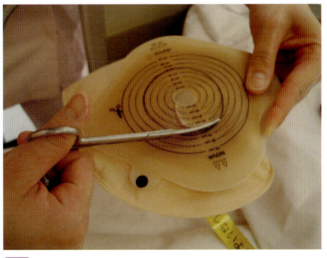

図1 ハサミでカット

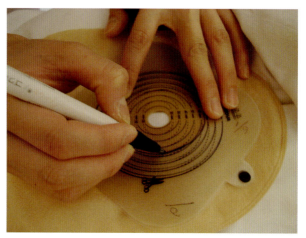
図2 型紙を使用して面板にマーキング

"クオリティUP"のぽいんと！　●面板のカットサイズの型紙を用意する

　退院後は、患者さんが自分でストーマサイズを計測するのは難しいため、カットサイズの型紙を作成し、それに合わせて面板のカットを行ってもらうと便利です。型紙は、購入した装具についている紙ゲージや面板の裏紙（捨てずに保管）などを利用することもできます。
　ストーマサイズは退院後も変化することがあるため、ストーマ外来受診時などに型紙の変更や調整を行うと安心です。事前に、患者さんのADLや巧緻性なども確認し、可能な方法を検討しましょう。

文献
1）大村裕子．"ストーマ皮膚の予防的スキンケア"．ストーマリハビリテーション 基礎と実際．第3版．ストーマリハビリテーション講習会実行委員会編．東京，金原出版，2016．115-20．
2）片山育子ほか編．"装具交換をマスターしよう"．はじめてのストーマケア．大阪，メディカ出版，2007，44．
3）ストーマ・排泄リハビリテーション学用語集．第3版．日本ストーマ・排泄リハビリテーション学会編．東京，金原出版，2015．

136 面板最大有効径　（山田桂子）

■面板最大有効径とは（図1）

面板のカットが可能な最大の範囲のこと。自由開孔の面板で、ストーマサイズに合わせて孔をあける場合に確認が必要である。メーカーによって「カット可能サイズ」「開口部径」「ストーマサイズ〇〇mmまで」など表記はさまざまで、統一されていない。単品系装具は二品系装具に比べ、最大有効径が大きいものがある[1]。

カット部分が大きくなると面板と皮膚の粘着面積が小さくなり、便漏れしやすくなることがある。

DATA

間違えやすい用語
→ 初孔　073　、→ 自由開孔、074
→ 既製孔　075　、→ 自在孔　076

患者さんへの言い換え
→ 面板の孔をあけることができる限界の大きさ

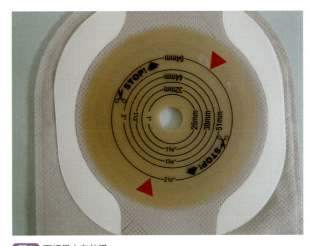

図1 面板最大有効径
いちばん外側の線（▲）までカットすることができます。

"イレギュラー対応力UP"のぽいんと！ ●創とストーマが近い場合の対処

正中創とストーマが近く、創からの滲出液がある場合、面板が創にかかって溶解することがあります。それを防ぐため、面板全体の大きさと面板最大有効径から面板の辺縁までの長さを計測し、カットの位置を片側にずらします。創からの滲出液を有効に吸収するケアも併せて行うと、剥がれを予防できます。

文献
1) 石津美保子．"ストーマからみた装具の選択ガイド―このストーマにはこんな装具が使われる"．ストーマ装具選択ガイドブック．穴澤貞夫ほか編．東京，金原出版，2012，60-1．

137 タック

（山田桂子）

■タックとは（図1）

面板を皮膚に接着させたときに瞬間的に粘着する性質のことをいう。粘り気やねっとりした状態があることで皮膚に素早く接着する。

粘着特性である、粘着剤の「粘着力」「保持力」「タック（粘り）」の3つの性質の一つ。

①乾燥タック
　乾燥している状態で瞬間的に粘着する性質
②湿潤タック
　湿潤している状態で瞬間的に粘着する性質

の2種類がある。

"「初期タックが良い」⇒貼付してすぐの密着がよい状態"などで用いることが多い。

DATA

間違えやすい用語
➡ 粘着（力）　138

患者さんへの言い換え
➡ 面板を貼ったときの引っ付き具合

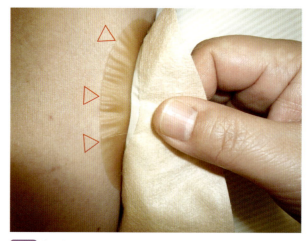

図1 タック
装具貼付後、密着性がよい状態（▷）。

"クオリティUP"のぽいんと！　●初期タックのメリット

　初期タックに優れていると皮膚と密着しやすく、装着直後に排泄物が排泄されても潜り込みを防ぐことができます。回腸ストーマや尿路ストーマの場合は、排泄物がすぐに出てきてしまうことが多いので、タックのある面板を選択するとよいでしょう。
　また、皮膚に発汗があるとタックがあっても密着しにくいため、面板を貼付する前に皮膚が乾燥しているかを確認することが重要です。夏季は装具交換時の室温調節なども必要です。

文献

1）安田智美．"ストーマ用品"．ストーマリハビリテーション 実践と理論．ストーマリハビリテーション講習会実行委員会編．東京，金原出版，2006，138-40．

138 粘着（力） （山田桂子）

■粘着（力）とは（図1）

粘着とは2つの物を手指などで押して接着させること。また粘着力とは、接着によって生じる力のことをいう。一度接着しても剥離することができる。

粘着剤の「粘着力」「保持力」「タック（粘り）」の3つの性質の一つ。ストーマ装具の粘着式装具や粘着テープなどの用語に用いられる。

ストーマ装具（面板）には皮膚保護剤が用いられている。皮膚保護剤には粘着性があり、ストーマ周囲皮膚に接着する。皮膚保護剤には多くの種類があり、配合されているポリマー類と配合によって粘着力に違いがある。

DATA

間違えやすい用語
➡ タック　137

患者さんへの言い換え
➡ 面板やテープの皮膚への貼り付き

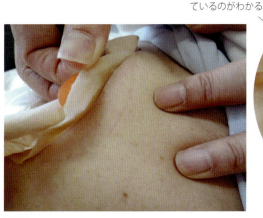
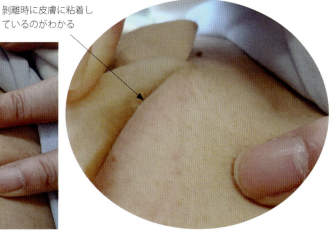

剥離時に皮膚に粘着しているのがわかる

図1　粘着（力）

"クオリティUP"のぽいんと！　●皮膚保護剤の粘着力

皮膚保護剤は貼付した直後の皮膚への粘着力はさほど強くありません。粘着成分は一定の時間を経て皮膚への粘着を強めていく性質を持っています。そのため、皮膚保護剤を貼るときには軽く圧をかけて、粘着を促進させると密着力が高まります。

また、装具交換時に粘着力が強い場合は、粘着剥離剤を使用して皮膚の損傷を予防しましょう。

文献

1）大村裕子．皮膚保護剤粘着力測定法の開発および皮膚保護剤の粘着力が皮膚に与える影響に関する考察．東京，東京オストミーセンター，2007，13-4．
2）大村裕子．"ストーマ周囲のスキンケア"．ストーマリハビリテーション 基礎と実際．第3版．ストーマリハビリテーション講習会実行委員会編．東京，金原出版，2016，116-9．

139 緩衝作用

（山名映己子）

■緩衝作用とは

皮膚表面はpH4～6の弱酸性の膜で覆われており、皮膚に酸性やアルカリ性の刺激物が付着しても、生理的弱酸性に調整する緩衝作用がある。

皮膚保護剤には、皮膚保護作用の一種である緩衝作用があり、腸液や尿を吸収して皮膚表面を弱酸性に調整する。ストーマや瘻孔の皮膚周囲は、消化液に含まれるアルカリ性の消化酵素にさらされやすく、皮膚障害が発生しやすい。しかし皮膚保護剤の緩衝作用が、消化酵素の働きを阻害し弱酸性に変えることで、皮膚表面を消化酵素から保護することが可能となる（図1、2）。

また細菌はpH7.4を中心に繁殖するが、皮膚保護剤の緩衝作用によって皮膚表面が弱酸性に保たれることで、細菌繁殖がしにくい状態となる[1,2]。

DATA

間違えやすい用語
➡ 静菌作用

患者さんへの言い換え
➡ 皮膚に刺激のある排泄物の水分を吸収して、皮膚と同じ弱酸性にやわらげる作用

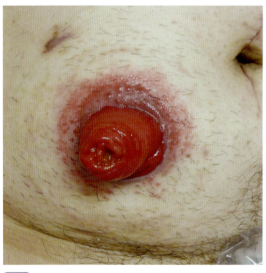

図1 回腸ストーマ近接部のびらん
排泄物の付着によって、皮膚障害が発生している。

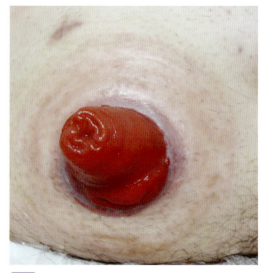

図2 びらんが改善した状態（図1の症例）
皮膚保護剤の溶解範囲の広さから判断して交換間隔を短くしたところ、びらんは改善した。

"クオリティUP"のぽいんと！　●装具交換の間隔と成分の設定

　皮膚保護剤は排泄物に含まれる水分によって溶解します。溶解すると皮膚保護剤の緩衝作用は失われ、溶解した部分に排泄物が付着すると、かえって皮膚を刺激してしまいます。そのため、排泄物の性状・量、皮膚保護剤の溶解の程度、ストーマ近接部の皮膚状態をよく観察し、皮膚保護剤が溶けすぎない範囲で装具交換間隔を設定することが大切です。また皮膚保護剤の成分であるカラヤガムは緩衝作用に優れているため、これを含んだ形状変化の少ない皮膚保護剤を選択することも検討してみましょう。

文献

1）安田智美ほか. "皮膚保護剤の薬理作用". ストーマリハビリテーション 実践と理論. ストーマリハビリテーション講習会実行委員会編. 東京, 金原出版, 2006, 136-41.
2）三浦英一朗. "皮膚のpHと緩衝作用・中和能". ストーマリハビリテーション 基礎と実際第3版. ストーマリハビリテーション講習会実行委員会編. 東京, 金原出版, 2016, 231-3.

MEMO

140 追従性

（山名映己子）

■追従性とは

スマートにおける追従性とは、皮膚と装具の圧力、接着力などにあわせた装具の変形しやすさをしめす尺度[1]であり、腹部の膨隆や凹凸などがある平坦ではない腹壁に対し、ストーマ装具が皮膚になじむ状態を示している。

ストーマ装具に求められる条件は、腹壁の軟らかさ、硬さ、しわ、たるみ、身体の動きにあわせて追従し、排泄物が漏れないようにすることなどである。そのため、ストーマの高さや周囲の腹壁の形状にあった形態の面板を選択する必要がある。皮膚保護剤の外周にテープがついた面板や、外縁部にいくほど厚さを薄くしているテーパーエッジ型の面板があるが、これらはほかの面板に比べると比較的薄いため腹壁に追従しやすい[2、3]（図1）。

DATA

間違えやすい用語
→ 粘着（力） 138
→ 密着性

患者さんへの言い換え
→ ストーマ装具が腹部の皮膚に合わせてなじむ

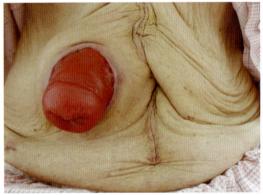
腹壁が軟らかく、しわや皮膚のたるみがある。

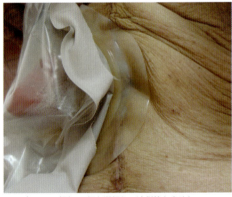
テーパーエッジ型の面板を選択し、追従性を高めた。

図1 腹壁の状態と装具の選択

"**ク**オリティUP"の**ぽいんと！** ●さまざまな姿勢で追従性を確認する

　日常生活動作ではさまざまな姿勢をとります。前屈位や腹壁の伸展、また患者さんがよくとる姿勢といった体位（姿勢）の変化にあわせてストーマ装具が追従しているか、さまざまな体位をとって観察しましょう。

　腹部が膨隆している患者さんは、ストーマベルトの使用や面板の外縁部分にスリットがある装具を使用したり、面板に割（図2）を入れたりすることで、追従性を高めることができる場合もあります。

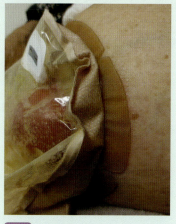

図2　皮膚保護剤の割入れ

文献
1）ストーマ・排泄リハビリテーション学用語集. 日本ストーマ・排泄リハビリテーション学会編. 東京, 金原出版, 2015, 44.
2）安田智美. "ストーマ装具の分類と特徴". ストーマリハビリテーション 基礎と実際. 第3版. ストーマリハビリテーション講習会実行委員会編. 東京, 金原出版, 2016, 96-8.
3）安藤嘉子. 凸面装具の選び方のポイント. WOC Nursing. 3(2). 2015, 73-81.

MEMO

141 剝離刺激

（山名映己子）

■剝離刺激とは

剝離刺激とは、ストーマ装具の皮膚保護剤やテープの剝離に伴う物理的刺激のことである。繰り返す剝離に伴う物理的刺激が皮膚のバリア機能を低下させ、皮膚障害を生じることがある。

剝離刺激には、面板などの皮膚保護剤やテープを剝がす際に皮膚に一過性の充血状態（図1）が起こる除去反応とよばれる程度のものから、表皮欠損にいたるものもある。また色素沈着や皮膚が薄くなって平坦化し、光沢（図2）を生じることもある。

設定された交換目安を守らずに頻回に面板を交換することや、面板をすばやく一気に剝がす行為などは、剝離刺激による皮膚障害の原因となるため、適正な装具交換間隔を守り、ゆっくりやさしく剝離することが重要である[1、2]。

DATA

間違えやすい用語
➡ 皮膚剝離
➡ 剝離作用

患者さんへの言い換え
➡ 剝がすときに生じる皮膚への刺激

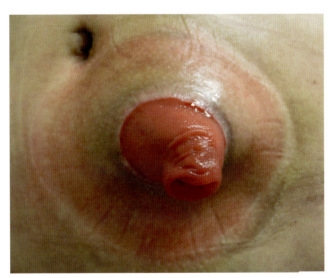

図1 一過性の充血状態

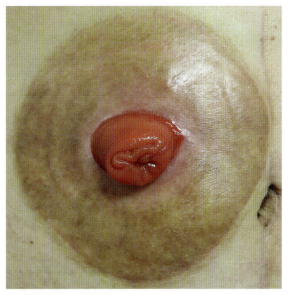

図2 色素沈着、皮膚の平坦化、光沢が生じた状態

> **"イレギュラー対応力UP"のぽいんと！** ●剥離刺激に対する予防策
>
> 皮膚が脆弱な患者さんには、予防対策が重要です。特に高齢者、がん化学療法治療や放射線療法中もしくは治療歴がある場合、ステロイド薬の使用もしくは使用歴がある場合、皮膚疾患などがある場合、予定していた装具交換時期よりも早い粘着力が強い時期に剥がす場合は、粘着剥離剤を使用するなど皮膚に刺激の少ない剥離方法を指導しましょう。外周テープ付き面板の場合は、テープを貼付する部分に皮膚皮膜剤を使用してもよいでしょう。

文献
1) 佐内結美子ほか．"ストーマ周囲の皮膚障害とその対策"．ストーマリハビリテーション 実践と理論．ストーマリハビリテーション講習会実行委員会編．東京，金原出版，2006, 258-69.
2) 積美保子．ストーマ周囲皮膚炎・皮膚潰瘍の治療と予防．WOC Nursing．1(2)．2013, 79-87.

ストーマケア・アセスメント用語 　社会復帰支援

142 身体障害者福祉法

（米田みどり）

■身体障害者福祉法とは

身体障害者福祉法は、身体に障害をもつ人を援助・保護し、生活の安定に寄与するよう福祉の増進を図るための法律である。身体上の機能障害が一定以上で永続することを要件として、障害の程度にあわせた等級が認定され、身体障害者手帳の交付を受けることができる。永久的ストーマ造設の場合は、「内部障害」の「膀胱または直腸機能障害」と認定される。

永久的ストーマの場合は、造設直後から障害認定されるが、一時的ストーマ造設の場合は、基本的に対象外であるため注意が必要である。

しかし、一時的ストーマの場合でも閉鎖時期が未定など、一定期間以上障害が永続すると判断された場合は、将来再認定することを前提に認定されるケースもある[1]。

DATA

間違えやすい用語
➡ 身体障害者手帳 　143

患者さんへの言い換え
➡ 身体障害者手帳について定めている法律

"きくばり力UP"のぽいんと！ ●医療ソーシャルワーカーとの協働

身体障害者福祉法などの社会保障制度は、改正されることがあります。制度に変更がないか、定期的に情報を収集しておきましょう。また、身体障害者福祉法による制度以外に、各自治体で独自のサービスを行っている場合があります[2]。これらのサービスのすべてを看護師が把握することは難しいので、医療ソーシャルワーカーな（MSW）どと協働し、情報共有しておくとよいでしょう。

文献

1）前川厚子. "医療社会資源を用いる意義と諸制度". ストーマリハビリテーション 基礎と実際. 第3版. ストーマリハビリテーション講習会実行委員会編. 東京, 金原出版, 2016, 323-4.
2）"社会保障のしくみ". 2019年度版医療福祉総合ガイドブック. 医療ソーシャルワーク研究会編. 東京, 医学書院, 2019, 2-8.

143 身体障害者手帳

（米田みどり）

■身体障害者手帳とは

永久的ストーマの場合は、身体障害者手帳の交付を申請することができる。ストーマ造設による身体障害者手帳の交付申請は、ストーマ造設直後から可能である（表1、図1）。

永久的ストーマを1つ造設した場合は4級、尿路ストーマと消化管ストーマを併せもつ場合は3級が認定される。難治性皮膚障害などを合併し、著しく管理困難な場合には、術後6カ月が経過した日以降に再申請を行うことで、1級が認定されることがある[1]。

一時的ストーマ造設の場合は、基本的に対象外である。

身体障害者手帳を取得することで、障害の程度に応じた各種サービスを受けることが可能となり、永久的ストーマの場合は、「日常生活用具の給付」としてストーマ装具の給付を受けることができる。

DATA

間違えやすい用語
➡ 装具給付券　144

患者さんへの言い換え
➡ ストーマ装具の給付券を申請する手続きに必要な手帳

表1 身体障害者手帳交付申請に必要な物

申請書	市区町村の窓口で身体障害者手帳の申請書を受け取る
診断書	市区町村の窓口で障害に応じた診断書を受け取り、指定医に作成を依頼する
顔写真	縦4cm×横3cm・脱帽・上半身のもの
身元確認書類	マイナンバーのわかるもの（通知カード、個人番号カードなど） 個人番号カードがない場合は身元確認書類（運転免許証やパスポートなど）が必要
印鑑	

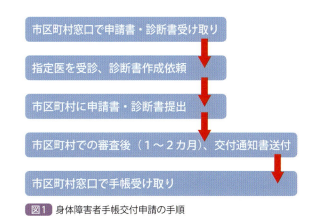

図1 身体障害者手帳交付申請の手順

"クオリティUP"のぽいんと！ ●申請主義の原則

身体障害者手帳などの社会保障制度の利用は、本人の申請による申請主義の原則があります[2]。

永久的ストーマ造設となっても、本人が申請しない限り身体障害者手帳の交付は受けられません。また申請してから交付されるまで1～2カ月かかります。永久的ストーマ造設が決定している場合は、利用できる社会保障制度について術前にオリエンテーションを行い、市区町村の窓口で申請書をもらっておくなど、準備を進めておくとよいでしょう。

文献

1）前川厚子．"医療社会資源を用いる意義と諸制度"．ストーマリハビリテーション 基礎と実際．第3版．ストーマリハビリテーション講習会実行委員会編．東京，金原出版，2016，323-4．

2）社会保障のしくみ．2019年度版医療福祉総合ガイドブック．NPO法人医療ソーシャルワーク研究編．東京，医学書院，2019，2-8．

MEMO

144 装具給付券

(米田みどり)

■装具給付券とは

身体障害者手帳が交付されることによって、日常生活用具（ストーマ装具）の給付が申請できる。1ヵ月の給付基準額は自治体によって異なるが、消化器用ストーマ袋が8,858円、尿路用ストーマ袋が11,639円程度である[1]。利用者負担は原則1割負担で、給付基準額を超える場合は自己負担となる。

ストーマ装具の給付を受けるためには、ストーマ装具販売業者に「ストーマ装具使用見積書」を作成依頼し、市区町村の窓口に「見積書」「日常生活用具給付申請書」「身体障害者手帳」「所得証明」などを提出すると「日常生活用具給付券」が自宅に郵送される（表1）。給付券に署名・捺印し、ストーマ装具販売業者に郵送、ストーマ装具を注文するとストーマ装具を受け取ることができる[2]。

DATA

間違えやすい用語
➡ 身体障害者手帳　143

患者さんへの言い換え
➡ ストーマ装具を購入するための券

表1 装具給付券の申請に必要な物

身体障害者手帳	申請書・診断書などを市区町村に申請し交付を受ける
ストーマ装具使用見積書	ストーマ装具販売業者に作成を依頼
日常生活用具給付申請用紙	市区町村窓口で受け取り（市区町村のホームページからダウンロード可能な場合がある）
所得証明	源泉徴収、確定申告書、年金証明書など
印鑑	

"きくばり力UP"のぽいんと！　●申請手続きの説明書をつくっておこう

装具給付券の交付手続きは、退院してから患者さん自身で行うことが多いと思います。とくに高齢の患者さんの場合は、患者さんやケアマネジャーさん、ヘルパーさんなどから手続きについて質問を受けることがあります。入院中に説明を受けていても「給付券が届いたけれど、どうしたらいいのかよくわからない」と混乱されることが少なくありません。退院の際に、装具給付券の交付手続きの簡単な説明書などがあれば、ご本人やサポートする周囲の人も助かると思います。

文献

1）松田貴子. "患者指導Q＆A". ストーマ術後ケアまるっとわかるQ&A95. 菅井亜由美編. 大阪, メディカ出版, 2013, 141-2.
2）前川厚子. "医療社会資源を用いる意義と諸制度". ストーマリハビリテーション 基礎と実際. 第3版. ストーマリハビリテーション講習会実行委員会編. 東京, 金原出版, 2016, 324-5.

ストーマ ケア・アセスメント用語

145 ストーマ患者会
（山本史絵）

■ **ストーマ患者会とは**

社会復帰したストーマ保有者がさまざまな情報交換や親睦を図るためにつくった互助組織「ストーマ保有者の会」は、患者会とよばれている[1]。

1965年に名古屋で腸和会（現「健心友の会」）が発足し、次いで横浜で互療会、大阪で友起会が設立された。1989年には各地の患者会が統合され、厚生労働省認可の社団法人日本オストミー協会（現「公益社団法人日本オストミー協会」）が誕生した[2,3]。

こうした患者会は、ストーマ保有者が安心して暮らせる社会を目指して、講演会、電話相談、協会誌の発行（図1〜3）、国・自治体に対する福祉施策の改善要望など多岐にわたった活動をしている[2]。ストーマ保有者が主体で運営する患者会や、各医療機関で発足した患者会もある。

DATA

間違えやすい用語

➡ ストーマリハビリテーション　033
　ストーマリハビリテーションは患者会への参加を意味するのではありません。

患者さんへの言い換え

➡ ストーマを持つ仲間たちの集まり

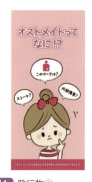

図1　発行物①
ブーケ 若い女性オストメイトの会

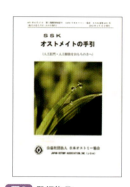

図2　発行物②
公益社団法人日本オストミー協会

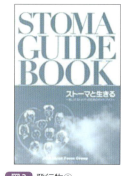

図3　発行物③
公益社団法人日本オストミー協会

クオリティUPのぽいんと！　●性別・年齢・疾患別など、さまざまな患者会があります

日本オストミー協会（JOA）では支部活動も行っており、各都道府県にあります。若いオストメイトのグループ「20/40フォーカスグループ」[2]や若い女性ストーマ保有者の会「ブーケ」[4]、小児ストーマ保有者の会「たんぽぽの会（関西）」「つぼみ会（関東）」があり、年代、性別に合わせた仲間づくりができます。

また疾患別にも多くの患者会が設立されており、インターネットから多くの情報を得ることができます。

文献

1) 梶西ミチコ. "ストーマ保有者の会（患者会）の意義と役割". ストーマリハビリテーション 基礎と実際. 第3版. ストーマリハビリテーション講習会実行委員会編. 東京, 金原出版, 2016, 307.
2) 公益財団法人日本オストミー協会. http://www.joa-net.org （2019年7月3日閲覧）.
3) 梶西ミチコ. "ストーマ保有者の会（患者会）の意義と役割". ストーマリハビリテーション 基礎と実践. 第3版. ストーマリハビリテーション講習会実行委員会編. 東京, 金原出版, 2016, 308.
4) BOUQUET：ブーケ 若い女性オストメイトの会. http://www.bouquet-v.com/ （2019年7月3日閲覧）.

146 オストメイト対応トイレ

（山本史絵）

■オストメイト対応トイレ

オストメイトとは、ストーマ保有者のことである。1988年に千葉に初めてオストメイト対応トイレが設置された[1]。最近では、身体障害者用トイレや多目的トイレとして、駅などの人の集まるところに多く設置されており、入り口にはオストメイトマーク（図1）が表示されている。

オストメイト対応トイレには、便座に洗浄用ノズルを設置したもの（図2）、洗浄流しにシャワーノズルを設置したもの（図3）、温水が使用できるものなどがある。オストメイト対応トイレの整備は徐々に進んでいるが、32.7％のストーマ保有者が公共の建物やデパートなどへの設置を要望しており[2]、ストーマ保有者が安心して排泄物の処理、ストーマ装具の交換などを行える設備の充実が望まれる。

DATA

患者さんへの言い換え

➡ ストーマ装具交換や便（尿）廃棄が行いやすい便利なトイレ

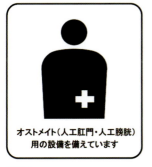

図1 オストメイト対応トイレの表示

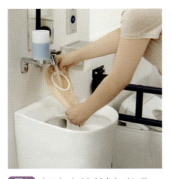

図2 オストメイト対応トイレ①

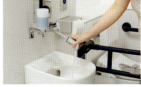

図3 オストメイト対応トイレ②

（図2、3 画像提供：TOTO株式会社）

"きくばり力UP"のぽいんと！ ●外出に関する情報提供

ストーマ保有者の41.1％が、生活上抱えている問題や悩みとして便（尿）の漏れを挙げています[3]。通勤や外出時の便（尿）漏れに対処する方法として、オストメイト対応トイレの場所を事前に把握しておくと安心です。携帯電話に「オストメイトJP」[4]などのアプリをダウンロードしておくと、旅行に出かけた場合でも駅名などで検索できます。

いつもの装具一式と、ビニール袋、ウェットティッシュをポーチなどに入れて持ち歩くよう指導し、外出を楽しんでもらえるとよいでしょう。

文献

1）渡辺成ほか．"社会資源の変遷"．ストーマリハビリテーション 基礎と実際．第3版．ストーマリハビリテーション講習会実行委員会編．東京，金原出版，2016，p22．
2）公益社団法人日本オストミー協会．「人工肛門・膀胱造設者の生活と福祉」．2011，21．
3）公益社団法人日本オストミー協会．「人工肛門・膀胱造設者の生活と福祉」．2011，11．
4）「オストメイトJP」オストメイト対応トイレの検索サイト https://www.ostomate.jp（2019年7月3日閲覧）

タイトル索引

アルファベット

ABCD-Stoma® ケア …………40
IRA・IAA・IAC …………76
ISR …………75

い

一時的ストーマ …………11
胃瘻 …………16
インフォームドコンセント …………196

え

永久的ストーマ …………10

お

オストメイト対応トイレ …………219

か

外周テープ付き面板…………119
回腸ストーマ／イレオストミー…14
回腸導管 …………26
回腸導管造設術 …………79
開放型装具 …………97
潰瘍性大腸炎 …………62
家族性大腸腺腫症 …………60
カバーリングストーマ …………28
陥凹型ストーマ …………191
緩衝作用 …………208
緩和ストーマ …………29

き

偽上皮腫性肥厚 …………175
既製孔 …………106
（排便・排尿・性）機能障害 71
逆流防止弁 …………103
キャップ式装具 …………98
吸水剤 …………138

く

空腸瘻 …………17
クローン病 …………63

け

結腸ストーマ／コロストミー …12
結腸がん …………56

こ

肛門がん …………58
固形皮膚保護剤 …………124
骨盤内臓全摘術 …………77
固定型袋 …………84
固定型フランジ …………121
固定具
（ストーマベルトなど）…………136
粉状皮膚保護剤 …………129

さ

採尿袋 …………94
採便袋 …………92

し

子宮がん …………65
自在孔 …………108
自由開孔 …………105
消臭剤 …………139
食道瘻 …………15
初孔 …………104
痔瘻・肛門周囲膿瘍 …………64
身体障害者手帳 …………215
身体障害者福祉法 …………214

す

ストーマ壊死・血流障害 …………158
ストーマ外傷 …………164
ストーマ患者会 …………218
ストーマがん転移 …………184
ストーマ陥没・陥凹 …………153
ストーマ基部径 …………31
ストーマ狭窄 …………173
ストーマ近接部 …………37
ストーマ径 …………30
ストーマ口 …………34
ストーマサイトマーキング …………48
ストーマ周囲肉芽腫 …………181
ストーマ周囲皮膚障害 …………155
ストーマ出血 …………162
ストーマ腫瘤 …………183
ストーマ静脈瘤 …………171
ストーマ早期合併症 …………150
ストーマ脱出 …………167
ストーマ粘膜 …………35
ストーマ粘膜過形成 …………186
ストーマ粘膜侵入 …………179
ストーマ粘膜皮膚移植 …………177
ストーマ粘膜皮膚接合部 …………36
ストーマ粘膜皮膚離開…………151
ストーマの形状 …………32
ストーマ晩期合併症 …………166
ストーマ部感染・
ストーマ周囲膿瘍 …………156
ストーマ浮腫 …………33
ストーマ閉鎖術 …………78
ストーマ閉塞 …………161
ストーマリハビリテーション…………52
ストーマ瘻孔 …………160

TITLE INDEX

せ

セルフケア ……………… 50
洗腸 ……………… 145
洗腸用具 ……………… 147
全面皮膚保護剤面板 ……… 118
前立腺がん ……………… 68

そ

装具給付券 ……………… 217
双孔式ストーマ ……………… 19

た

体位別アセスメント
（坐位・前屈位・仰臥位）… 46
大／小ストーマ ……………… 192
大腸憩室 ……………… 61
タック ……………… 206
脱臭フィルター ……………… 102
単孔式ストーマ ……………… 18
短腸症候群 ……………… 70
単品系装具 ……………… 114

ち

直腸カルチノイド ……………… 59
直腸がん ……………… 54

つ

追従性 ……………… 210

て

低位前方切除術 ……………… 74
テーパーエッジ型 ……………… 120
出口症候群 ……………… 69

と

凸面型装具 ……………… 112

に

二品系装具 ……………… 116
入浴用装具 ……………… 91
尿管皮膚瘻 ……………… 27
尿管皮膚瘻造設術 ……………… 80
尿路ストーマ ……………… 24
二連銃式ストーマ ……………… 22

ね

練状皮膚保護剤 ……………… 128
粘着式装具 ……………… 89
粘着剝離剤 ……………… 130
粘着（力） ……………… 207

の

ノギス ……………… 142

は

排出口閉鎖具一体型装具 …101
排泄物の性状
（ブリストル便性状スケール）198
剝離刺激 ……………… 212
嵌め込み式装具 ……………… 86
腹帯・パウチカバー ……………… 141
ハルトマン手術 ……………… 73

ひ

皮膚清拭剤 ……………… 134
皮膚被膜剤 ……………… 132
皮膚保護剤貼付外周部 ……… 39
皮膚保護剤貼付部 ……………… 38

ふ

フードブロッケージ ……………… 194
腹壁の状態
（硬さ・形状・しわなど）……43

浮動型袋 ……………… 85
浮動型フランジ ……………… 122
分離式ストーマ ……………… 23

へ

閉鎖型装具 ……………… 96
平坦型ストーマ ……………… 189
平面型装具 ……………… 110
ヘルニアベルト ……………… 137
便漏れ・潜り込み ……………… 200

ほ

膀胱がん ……………… 66
傍ストーマヘルニア ……………… 169
隆起型ストーマ ……………… 188
保湿剤 ……………… 135
ボディイメージ ……………… 197

ま

マーキングディスク ……………… 144
マイルズ手術 ……………… 72
巻き上げ式装具 ……………… 99

め

面板最大有効径 ……………… 205
面板のカット ……………… 203
面板の溶解・膨潤 ……………… 201

よ

用手成形皮膚保護剤 ……………… 126

る

ループ（係蹄）式ストーマ……21

ろ

ロック式装具 ……………… 87

メディカの書籍

消化器外科NURSING 2017年秋季増刊
どでかい図解でカンタンスイスイはやわかり
肝胆膵の治療とケアQ&A
オールカラー

好評発売中

徳島大学大学院医歯薬学研究部 消化器・移植外科学 教授　島田 光生　監修

「肝胆膵は難しい」と頭を抱えているアナタにうれしいお知らせ！　肝胆膵の解剖、疾患、診断・検査、手術・治療、治療後のケアをまるっと網羅した決定版がついに登場。通常の4倍ビッグなカラー図解とコンパクトにツボを押さえたまるっと見開き2ページの解説で、肝胆膵の知識がカンタン・スイスイと頭に入る！

内容

Chapter1　肝胆膵のキホンQ＆A
1. どうして肝・胆・膵をひとまとめに考えるの？　ほか

Chapter2　肝臓の治療とケア　はやわかり
●肝臓の解剖　●肝臓のはたらき　●肝臓の疾患（原発性肝細胞がん／転移性肝がん／肝炎・肝硬変／肝膿瘍／門脈圧亢進症［胃食道静脈瘤］）　●肝臓の診断・検査（血液検査・肝機能評価／画像診断）　●肝臓の治療と治療後の観察ポイント（肝切除術［区域・部分］／胆道再建を伴う肝切除術／ラジオ波焼灼療法［RFA］／経皮的エタノール注入療法［PEIT］／肝動脈化学塞栓療法［TACE］／化学療法／肝移植／門脈圧亢進症・胃食道静脈瘤の治療）　●肝切除術後のケア（術後の食事／血糖コントロール／術後腹水のケア／術後肝不全のケア）

Chapter3　胆道の治療とケア　はやわかり
●胆道の解剖　●胆道のはたらき　●胆道の疾患（胆嚢がん／胆管がん／胆石症／胆管炎・胆嚢）　●胆道の診断・検査（血液検査／画像診断／内視鏡検査）　●胆道の治療と治療後の観察ポイント（胆管切除術／胆嚢摘出術／PTBD、PTGBD／ENBD・EBS／胆石症の治療／化学療法）　●胆道切除術後のケア（術後の食事・栄養指導／黄疸のケア）

Chapter4　膵臓の治療とケア　はやわかり
●膵臓の解剖　●膵臓のはたらき　●膵臓の疾患（膵がん／膵嚢胞性疾患／膵炎／膵石）　●膵臓の診断・検査（血液検査／画像診断／内視鏡検査）　●膵臓の治療と治療後の観察ポイント（膵頭十二指腸切除術／膵体尾部切除術／膵全摘術／膵中央切除術／膵管ドレナージ［EPS、ENPD］／化学療法）　●膵切除術後のケア（術後の食事・栄養指導／血糖コントロール）

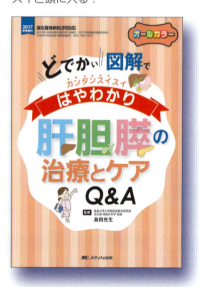

定価（本体4,000円＋税）
B5判／240頁　ISBN978-4-8404-5981-5
web M111751（メディカ出版WEBサイト専用検索番号）

メディカ出版
お客様センター　0120-276-591
www.medica.co.jp
本社 〒532-8588 大阪市淀川区宮原3-4-30 ニッセイ新大阪ビル16F

メディカの書籍

消化器外科NURSING 2018年春季増刊

好評発売中

キホンから術式・治療別のケアまで
全部に**チェックシート**つき

新人ナースのための
消化器外科看護
ダンドリBOOK

オールカラー

大阪大学大学院 消化器外科学 教授　**土岐 祐一郎** 監修

新人ナースの救世主！ 基礎看護技術から術式別のケアまで、新人さんが知っておくべき消化器外科看護のすべてが詰まった決定版。スゴ腕ナースがケアの流れに沿って実践的なコツや注意ポイントを伝授！ケアの見落としが確認できるチェックシート付き。

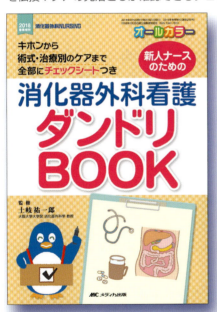

定価（本体4,000円＋税）
B5判／264頁　ISBN978-4-8404-6350-8
web 130111850（メディカ出版WEBサイト専用検索番号）

内容

第1章　消化器外科の必須ケア
1　清潔ケア／2　術前準備／3　口腔ケア
4　薬の管理／5　離床援助
6　間欠的空気圧迫法（フットポンプ）
7　フィジカルアセスメント
8　バイタルサイン測定
9　急性期の異常対応
10　ドレーン・カテーテルの管理と抜去
11　創傷ケア／12　褥瘡ケア／13　ストーマケア
14　術後疼痛のケア／15　緩和ケア／16　呼吸訓練
17　排痰ケア
18　クリニカルパスの読みかた・使いかた
19　食事指導

第2章　消化器外科の治療とケア
1　食道切除術／2　胃切除術／3　結腸切除術
4　直腸切除術／5　炎症性腸疾患の治療
6　イレウス解除術／7　虫垂炎手術
8　鼠径ヘルニア手術／9　肝切除術
10　胆道切除術／11　胆嚢摘出術／12　膵切除術
13　ERCP／14　内視鏡的胆道ドレナージ
15　TACE／16　消化管穿孔・腹膜炎の手術
17　消化器の化学療法／18　栄養療法
19　内視鏡的切除

MC メディカ出版

www.medica.co.jp

お客様センター　0120-276-591

本社 〒532-8588 大阪市淀川区宮原3-4-30 ニッセイ新大阪ビル16F

このたびは本増刊をご購読いただき、誠にありがとうございました。編集部では、今後も皆様のお役に立てる増刊の刊行をめざしてまいります。読者の皆様のご要望、本書に関するご意見・ご感想など、編集部（e-mail：syokaki@medica.co.jp）までお寄せください。

Syokaki Nursing
The Japanese Journal of Gastroenterology Nursing

消化器ナーシング2019年秋季増刊（通巻317号）

実践力UP！の146ワード
ケアが身につく！ ストーマ用語らくわかり事典

2019年10月5日発行

監 修	西口幸雄
編 集	奥田典代
発行人	長谷川素美
編集担当	糸井桃子　西田麻奈美　山田美登里　井奥享子
編集協力	株式会社エディット
発行所	株式会社メディカ出版

〒532-8588　大阪市淀川区宮原3-4-30ニッセイ新大阪ビル16F
（編集）tel 06-6398-5048
（お客様センター）tel 0120-276-591
（広告窓口／総広告代理店）株式会社メディカ・アド　tel 03-5776-1853
URL　https://www.medica.co.jp
e-mail：syokaki@medica.co.jp

印刷製本　株式会社廣済堂
Printed and bound in Japan

● 無断転載を禁ず
● 乱丁・落丁がありましたらお取り替えいたします
● 本誌に掲載する著作物の複製権・翻訳権・翻案権・上映権・譲渡権・公衆送信権（送信可能化権を含む）は株式会社メディカ出版が保有します
● JCOPY 〈（社）出版者著作権管理機構 委託出版物〉　本書の無断複写は著作権法上での例外を除き禁じられています。複写される場合は、そのつど事前に、（社）出版者著作権管理機構（電話 03-5244-5088、FAX 03-5244-5089、e-mail：info@jcopy.or.jp）の許諾を得てください

定価（本体4,000円＋税）
ISBN978-4-8404-6720-9